Stem Cell Governance
Challenges for Clinical Translation

干细胞治理

临床转化面临的挑战

陈海丹 著

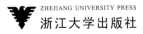
ZHEJIANG UNIVERSITY PRESS
浙江大学出版社
·杭州·

图书在版编目(CIP)数据

干细胞治理：临床转化面临的挑战 / 陈海丹著. —
杭州：浙江大学出版社，2023.1(2023.5 重印)
ISBN 978-7-308-23169-5

Ⅰ.①干… Ⅱ.①陈… Ⅲ.①干细胞－生物医学工程
－伦理学－研究 Ⅳ.①R318.0

中国版本图书馆 CIP 数据核字(2022)第 192056 号

干细胞治理：临床转化面临的挑战

陈海丹 著

丛书策划	陈佩钰　吴伟伟
责任编辑	宁　檬
责任校对	陈逸行
封面设计	李腾月
出版发行	浙江大学出版社
	（杭州市天目山路 148 号　邮政编码 310007）
	（网址：http://www.zjupress.com）
排　　版	浙江时代出版服务有限公司
印　　刷	浙江新华数码印务有限公司
开　　本	710mm×1000mm　1/16
印　　张	12.5
字　　数	165 千
版 印 次	2023 年 1 月第 1 版　2023 年 5 月第 2 次印刷
书　　号	ISBN 978-7-308-23169-5
定　　价	68.00 元

序

我们知道，干细胞被称为"万能细胞"，可以分化成身体中所有组织类型的细胞。由于拥有自我更新和多向分化的潜能，干细胞有望分化为从心脏细胞到神经细胞等多种细胞类型。正是因为有这种特殊的潜能，专家们希望利用干细胞技术开发"修补"人体器官的方法来治疗糖尿病、癌症、阿尔茨海默病、帕金森病等一系列疑难杂症，制造新药物。也正是因为有这种特殊的能力，干细胞技术会给社会结构和社会秩序带来深刻影响。本书无疑关注后一类问题。作为生物科技的典型代表，干细胞研究和以往的科学研究不同，它不再仅仅是原原本本地表征自然世界，而是如哈金在《表征与干预》一书中所说的那样，通过技术手段"介入"自然，并引发人类所需要的那一类积极的变化，比如说转化为对疑难杂症的临床治疗。只不过，这类变化中可能会包含不确定性和风险，更重要的是，这类变化还会引发社会秩序的改变，引发伦理风险。再强调一下，无论是自然秩序还是社会秩序的改变都有可能是不可逆的，因此只能事先介入并预防。在这一点上，欧盟在20世纪末、21世纪初已经就干细胞伦理或干细胞治理设立了一系列研究项目。

　　在讨论如何防范干细胞研究的伦理风险时,本书作者分别使用了"干细胞伦理""干细胞政治""干细胞治理"等表达方式,这些表达方式有各自的意义,同时也有各自的局限性。从伦理的视角看,20世纪以来更多倾向于从职业或行业的角度对研究行为加以规范。拿干细胞研究来说,就是要维护这项研究的正面价值,减少其负面影响。然而,到20世纪末,人们发现,在干细胞研究和临床转化所带来的风险及其应对方式上,专家与社会公众之间的感知和做法有很大的差别,这甚至会导致社会公众对专家的信任崩塌。这意味着,仅仅靠行内的职业规范约束是不足以认知风险、防范风险的。

　　相比之下,干细胞的政治学研究更多注意到了政策对该研究领域的介入与影响,同时也注意到了权力对研究规范的形塑。小布什总统在2007年曾两度否决国会提交的一项扩大联邦政府对人类胚胎干细胞研究资金支持的法案。白宫发言人曾解释道,如果让法案通过成为法律,美国纳税人的钱就会被迫用于"故意摧毁人类胚胎"。的确,在当时欧美生命团体和教会组织看来就是如此,因此,总统不是企图遏制干细胞科学研究,"而是出于在这一问题上对伦理标准的尊重"。但是,英国首相布莱尔却反其道而行之,制定了一系列有利于干细胞研究的管理机制及对投资者的激励措施。同年,布莱尔在加州会见了当地一些干细胞研究公司的代表并告诉他们,对那些想为世界做些好事但在美国又遭遇不利的科学家来说,英国是最理想的地方。可想而知,美国一流干细胞研究者都流向了英国。说到科学政治学,我们不得不提及福柯。福柯早就已经为我们描述过知识与权力的关系,以及认识论与政治学的内在统一性了。通过对监狱、兵营的考察,他从监控和纪律的强制形成中看到了权力的微观发生机制,由此告诉我们,科学研究的规范体系的形塑及其对研究行为的制约其实也受制于权力的微观机制。至于科学研究中权力的宏观制约机制,就是人们常说的科技政策。但是,想要通过科技政策来减少干细胞研究中的不确定性和防范伦理风险是不可靠的。小布什总统首次动用否决权驳回的法案却在欧盟得以通过。我们都知道,政治领袖是会更替的,而且风险是不可能靠国界来限定的。

我们还是回到"干细胞治理"的提法上来。像干细胞和转化医学这样一些重要科技领域的发展和应用,至少会涉及政府有关部门、企业、医院、患者、科学家等,需要构建一个包括患者和公众在内的扩大的共同体。因为,要减少不确定性和防范伦理风险,单靠科学界是不够的,传统的同行评议以及科学家的利益公开(即说明研究资源的来源及资助方)并不能扭转公众对科学的信任危机。同样,传统单一的自上而下的政策制定与管理机制对于解决这样的问题也是不充分的。为此,需要新的机制——治理机制,发展共同的知识基础,协调各个利益方,使得科学发展和决策过程互相支持。当涉及具有广泛、深刻影响的伦理和社会议题时,甚至需要公众参与讨论、参与决策。

当读者捧起这本书时估计会和我一样,首先会被新颖的干细胞治理议题所吸引,然后会渐渐融入作者独特的研究路径与叙事方式中。作者没有沿袭哲学思辨的论证方式来讨论规范性问题,而是采用了人类学的民族志方法,细致、具体地描述每一个案例。尤其是讨论治理性的议题时,通过一个个具体的案例来展开似乎是最可靠的。哲学家常说,描述不能等同于规范,但是在治理性议题上,我想说,描述本身就是规范。

盛晓明

2023 年 5 月 16 日

目　录

第一章　干细胞:新的医学革命

第一节　问题的缘起

1998 年,威斯康星大学詹姆斯·汤姆森(James Thomson)领导的小组成功地从不孕夫妇捐赠的多余胚胎中提取出人类胚胎干细胞。[①] 同年,约翰斯·霍普金斯大学约翰·吉尔哈特(John Gearhart)领导的研究小组从流产胎儿的组织中分离出人类胚胎干细胞。[②] 这些科学突破引发了全球科学家对干细胞研究的兴趣,干细胞研究成为生物医学研究的前沿领域。在美国《科学》杂志公布的1998 年和 1999 年世界十大科技成果中,干细胞的研究与应用均名列榜首。

干细胞是一类具有自我更新、多向分化潜能的细胞。干细胞的

---

① Thomson J A, Istkovitz-Eldor S, Shapiro S, et al. Embryonic stem cell lines derived from human blastocysts. *Science*, 1998, 282(5391):1145-1147.

② Gearhart J. Cell biology: New potential for human embryonic stem cells. *Science*, 1998, 282(5391):1061-1062.

重要性在于,与其他细胞相比,它们有两个主要特征:第一,它们是未分化的细胞,在很长一段时间内拥有自我更新的能力;第二,在一定条件下,它们可以被诱导分化成科学家希望它们成为的细胞。研究者相信,干细胞可以生成很多特殊的细胞类型,替换已经损坏的细胞,为那些身患糖尿病、癌症、神经退行性疾病等的患者带来新的希望。干细胞的治疗潜能常常以革命性的术语来表达。比如,干细胞"再生方法"将会改变医学治疗的定义,"从简单阻止急性或慢性疾病的恶化到恢复丧失的组织功能","再生医学(regenerative medicine)为临床治疗带来全新的价值范式"[①]。科学界、产业界、政界、患者组织等都对干细胞抱有很高的期望。在过去20多年,干细胞研究一直处于国际生命科学研究的前沿,各国政府都大力支持干细胞研究,竞逐全球领先地位,期望干细胞治疗能改善公共健康,促进经济增长。

2006年1月,韩国"黄禹锡事件"震撼世界。黄禹锡发表在《科学》杂志的文章称,他们通过体细胞核移植技术制造了人类胚胎,从中提取出人类胚胎干细胞,建立了11个针对疾病的干细胞系。[②] 这11个干细胞系后来被发现是伪造的,他的文章也被《科学》杂志撤回。[③] 更有报告称,黄禹锡通过不当的伦理行为,获得捐赠者的卵子。韩国国家生命伦理学委员会在《黄教授研究中的伦理问题总结报告》中指出,从2002年11月28日至2005年12月24日,黄禹锡研究团队从119位女性身上取得了2221个卵子,但只有66位女性获得了经济补偿;其中24位女性捐赠卵子的次数高达2次以上,包括黄禹锡实验室中的工作人员,有的捐赠者在捐赠卵子后出现严重的健康

---

① Okarma T B. Human Embryonic Stem Cells: A Primer on the Technology and Its Medical Application//Holland S, Lebacqz K, Zoloth L. *The Human Embryonic Stem Cell Debate: Science, Ethics, and Public Policy*. Cambridge, MA: MIT Press, 2001:3.

② Hwang W S, Roh S I, Lee B C et al. Patient-specific embryonic stem cell lines derived from human SCNT blastocysts. *Science*, 2005, 308(5729):1777-1783.

③ Kennedy D. Editorial retraction. *Science*, 2006, 311(5759): 335.

问题。① 韩国"黄禹锡事件"很大程度上是不良治理,以及缺乏透明和伦理监督的国家机制的结果。② 另外,西方国家因此更加质疑亚洲其他国家在干细胞研究中的伦理治理问题。

2006 年秋,笔者开始在英国爱丁堡大学科学技术与创新研究所访学,博士学位论文计划研究中国干细胞研究的治理问题。那时,韩国"黄禹锡事件"还没有淡出人们的视线。研究所的西方人问道:"中国的干细胞研究治理状况如何? 同样的不当行为是否也会发生在中国?"这同样也是笔者的困惑,笔者也希望能够了解事实的真相。笔者在网上检索"干细胞研究"时,查到不少有关干细胞治疗的信息:一些国外患者不远千里,来到中国的干细胞公司和医院接受干细胞治疗,而这些治疗在他们的国家被认为是不成熟的,不允许被应用于临床,这被称作"干细胞旅游"现象。③

据网上介绍,干细胞可以治疗多种疑难杂症。这是事实吗? 尽管医生和科学家提醒患者,不要接受此类干细胞治疗,但这些患者为何还要远赴中国接受治疗呢? 在中国,对于干细胞研究和应用有哪些管理办法? 在干细胞创新过程中,为了使科学发现转化为临床应用的产品,干细胞领域的研发人员都在做些什么? 他们希望达到什么样的科学目标或治疗目的? 又如何鉴别他们研究中的成功、进步或障碍,比如,什么使得研究(不)能够进行下去? 从基础研究到临床

---

① NBC. *Final report on ethical issues of Professor Hwang's research*. Seoul: National Bioethics Committee, 2006.

② Gottweis H, Triendl R. South Korean policy failure and the Hwang debate. *Nature Biotechnology*, 2006(24):141-143.

③ Barclay E. Stem-cell experts raise concerns about medical tourism. *The Lancet*, 2009, 37(967):883-884; Dedmon R E. Stem cell tourism: The new "snake oil" of the 21st century. *Asian Biomedicine*, 2009(3): 339-342; Lindvall O, Hyun I. Medical innovation versus stem cell tourism. *Science*, 2009, 324(5935):1664-1665; MacReady N. The murky ethics of stem-cell tourism. *The Lancet Oncology*, 2009, 10(4): 317-318; Murdocha C E, Scott C T. Stem cell tourism and the power of hope. *American Journal of Bioethics*, 2010, 10(5): 16-23; Zarzecznya A, Caulfield T. Stem cell tourism and doctors' duties to minors—A view from Canada. *American Journal of Bioethics*, 2010, 10(5):3-15.

研究,从临床研究到临床应用,研发人员在各个环节面临的主要障碍是什么？除了科学、技术上的障碍,他们在转化研究过程中还遇到了什么样的挑战,比如,社会、伦理、政策、经济等方面的挑战？

本书试图通过案例研究、访谈、参与观察等质性研究方法,展现中国干细胞转化研究的治理问题,尤其是中国如何开展干细胞转化研究,中国采用了什么样的管理方法,以及中国和其他国家在干细胞转化研究的治理问题上有哪些相同和相异之处。

第二节　生物经济的兴起

在 21 世纪,生物技术被视为最有前景的科技之一。人们对此充满希望,期望生物技术能够促进经济增长,改变社会。比如,2006年,经济合作与发展组织发布的《迈向 2030 年的生物经济:政策议程》战略报告,将生物技术视为一种新的"生物经济"(bioeconomy),即"在一个社会中,利用生物产品和工艺的潜在价值,为公民和国家带来新的增长和福利的经济运行的集合"①。在 2000 年之前,仅有少数几篇文献提到"生物经济";从 2005 年开始,"生物经济"一词和相关术语在文献中急剧增加,也不断出现在一些国家(如美国、加拿大、德国、澳大利亚等)和经济区域(如经济合作与发展组织、欧盟)的政策和战略文件中。② 由此可以推断出,生物经济不只是技性科学(technoscientific)或经济项目,而更应该被理解为一个政治项目。③

近年来,生物经济的概念逐渐被规范化,但仍处于不断演变和发

---

① OECD. *Scoping Document: The Bioeconomy to 2030—Designing a Policy Agenda*. Paris: OECD, 2006:3.

② Staffas L, Gnstavsson M, McCormick K. Strategies and policies for the bioeconomy and bio-based economy: An analysis of official national approaches. *Sustainability*, 2013, 5(6):2751-2769.

③ Pavone V, Goven J. The bioeconomy as political project: A Polanyian analysis. *Science, Technology, & Human Values*, 2015, 40(3):302-337.

展之中。文森佐·帕沃内(Vincenzo Pavone)和乔安娜·戈文(Joanna Goven)从三个视角概括生物经济的概念:第一,作为生物技术创新经济的生物经济,强调当前和未来的生物技术的潜在价值,有助于促进经济增长。第二,作为生物质(biomass)经济的生物经济,生物质可代替化石燃料和其他不可再生的无机资源,生物质的增加和创新推动了一种更具环境可持续性的经济发展。第三,作为资本主义(capitalism)新形式的生物经济,学术界在理论上探讨了生命科学与资本主义之间的复杂关系,关注通过生物技术对组织(tissue)、有机体(organisms)和身体的操纵而建立起来的经济。①

前两点的共同特征是,基于当前的紧迫性和未来的广阔前景,将发展生物经济视为促进经济增长、提高全球竞争力的关键。具体措施包括:"(1)增加对科学及其基础设施的公共投资,并鼓励其商业化;(2)加大对私营商业行为者的公共支持力度,包括高度重视公私伙伴关系(public-private partnerships);(3)确保监管满足创新者和商业化者的需求;(4)开发新的环境管理指标并鼓励私人环境监管;(5)政府对市场进行干预,特别是为新的生物产品创造市场;(6)政府积极提高公众对生物经济活动的接受度。"②

与此同时,学术界试图将生物技术与其资本化之间的关系理论化。科学技术学(Science and Technology Studies)领域的学者提出了一些"生物概念"(bio-concepts),比如,生物价值(biovalue)、生物资本(biocapital)、生物经济学(bioeconomics)。在这些概念中,最早出现的是"生物价值"这个术语。凯瑟琳·沃尔德比(Catherine Waldby)提出,新的生物技术和材料会产生"生命力的剩余价值"(surplus value of vitality),生物的生命被转化为"生物价值"。

---

① Pavone V, Goven J. Introduction//Pavone V, Goven J. *Bioeconomies: Life, Technology, and Capital in the 21st Century*. England: Palgrave Macmillan, 2017:6.

② Pavone V, Goven J. Introduction//Pavone V, Goven J. *Bioeconomies: Life, Technology, and Capital in the 21st Century*. EngLand: Palgrave Macmillan, 2017:6.

"生物价值是指,生物再生成技术给生命过程带来了生命力。生物技术试着赢回生命过程,使它们沿着特定的路线增加或改变它们的生产力,加强它们自我创造和自我维持的能力。生命过程的增强通常不是在身体的宏观结构系统中进行,而是在细胞或分子片段、信使 RNA、细菌、卵子、干细胞上进行。"[①]

尼古拉斯·罗斯(Nikolas Rose)在讨论"生命本身的政治"(politics of life itself)时提出,在生物价值的驱动下,"生命政治变成了生物经济学"[②]。也就是说,在当代生命政治中,生物经济,即生命力的经济(economies of vitality),在重塑医学和政治的观念和实践;生命力已经被简化为商品的形式,可以被冻存,跨越时间和空间,在不同的情境和企业中进行交易,并且服务于不同的目标。[③]

考希克·桑德·拉詹(Kaushik Sunder Rajan)将生命科学和资本主义的关系进一步理论化,基于生物产品的市场潜力,提出"生物资本"的概念,将投机价值(speculative value)视为生物资本的构成要素;生命科学领域普遍存在允诺的(promissory)实践,生命科学研究充斥着愿景、期望、炒作(hype)的话语,吸引了大量投机金融(speculative finance),也可以说,投机金融满足了允诺的生物科学;正是这种关系产生了"生物资本",一种新的资本主义形式。[④]

这些生物概念也招致了批判。基恩·伯奇(Kean Birch)和大卫·泰菲尔德(David Tyfield)认为,价值、剩余价值或资本无法使资本关系发生重大转变,通过市场交换实现知识产权的价值才是生物

---

① Waldby C. Stem cells, tissue cultures and the production of biovalue. *Health: An Interdisciplinary Journal for the Social Study of Health, Illness and Medicine*, 2002, 6(3): 305-323.

② Rose N. The politics of life itself. *Theory, Culture and Society*, 2001, 18 (6): 1-30.

③ Rose N. *The Politics of Life Itself: Biomedicine, Power and Subjectivity in the 21st Century*. Princeton, NJ: Princeton University Press, 2007:5-7.

④ Rajan K S. *Biocapital: The Constitution of Postgenomic Life*. Durham, NC: Duke University Press, 2006.

经济的关键问题;只有通过法律手段实现技术垄断才能创造这种资本。[①] 伯奇之后又进一步提出,生物经济中的价值不是生物物质固有的,而是在"金融化、资本化和资产化"这三个政治过程中实现的,具体而言,生物技术是生命科学公司持有的资产,这些资产本身通过金融投资和实践进行估值。[②]

其他学者也注意到,在允诺的生命科学中,投机金融推动了一系列生物经济活动。允诺的话语在新兴生物技术和生命科学领域,比如干细胞研究、个体化医学、神经科学、医疗大数据中尤为突出。[③] 很多文献也和期望社会学(sociology of expectations)[④]、社会技术想象(sociotechnical imaginaries)[⑤]的理论结合在一起。以干细胞和再生医学为例,在澳大利亚,允诺的话语吸引了大量研究资金和风险投

①　Birch K, Tyfield D. Theorizing the bioeconomy: Biovalue, biocapital, bioeconomics or… what? *Science*, *Technology*, & *Human Values*, 2013, 38(3):299-327.

②　Birch K. Rethinking value in the bio-economy finance, assetization, and the management of value. *Science*, *Technology*, & *Human Values*, 2017, 42(3):460-490.

③　Brown N. Hope against hype: Accountability in biopasts, presents and futures. *Science Studies*, 2003, 16(2): 3-21;Hedgecoe A. *The Politics of Personalised Medicine*: *Pharmacogenetics in the Clinic*. Cambridge:Cambridge University Press, 2004;Martin P. Commercialising neurofutures: Promissory economies, value creation and the making of a new industry. *BioSocieties*, 2015, 10(4):422-443;Martin P, Brown N, Turner A. Capitalizing hope: The commercial development of umbilical cord blood stem cell banking. *New Genetics and Society*, 2008, 27(2):127-143.

④　Borup M, Brown N, Konrad K, et al. The sociology of expectations in science and technology. *Technology Analysis* & *Strategic Management*, 2006,18(3-4):285-298; Brown N, Michael M. An analysis of changing expectations: Or retrospecting prospects and prospecting retrospects. *Technology Analysis* & *Strategic Management*, 2003, 15(1):3-18;Van Lente H. Navigating foresight in a sea of expectations: Lessons from the sociology of expectations. *Technology Analysis* & *Strategic Management*, 2012, 24(8):769-782.

⑤　Jasanoff S, Kim S H. Containing the atom: Sociotechnical imaginaries and nuclear power in the United States and South Korea. *Minerva*, 2009, 47(2):119-146;Jasanoff S, Kim S H. *Dreamscapes of Modernity*: *Sociotechnical Imaginaries and the Fabrication of Power*. Chicago, IL: University of Chicago Press, 2015; Pellizzoni L. Intensifying embroilments: Technosciences, imaginaries and publics. *Public Understanding of Science*, 2017, 26(2):212-219.

资，推动了干细胞研究，但这种生物技术创新的期望与机遇、风险共存。[①] 在英国，媒体和商业部门过度炒作再生医学，使得患者对干细胞和再生医学充满过高的期望和不切实际的想象，为此，疾病研究慈善机构试图起到中介作用，管理和调节患者的期望，明确再生医学可预期的适应证，以及将来可能成功的方案。[②]

在生物经济中，和主体性（subjectivities）相关的概念也不断涌现，比如"生物社会性"（biosociality）[③]、"基因公民身份"（genetic citizenship）[④]、"生物公民身份"（biological citizenship）[⑤]。这些概念用来描述随着生物技术，尤其是基因技术的发展，一些患者组织在分子层面共享一些基因信息和身份，以及对疾病的身体体验；他们自发建立一些社区，团结互助，挑战传统的医疗和生物医学研究模式，游说科学家、企业或国家，为患者争取更多的权利和利益。新的生物医学技术和基因检测技术也在重塑自我、亲属和社区的概念。在遗传学和基因组学中，遗传层面上的自我实际上是相连的自我，即一个人的遗传风险/疾病意味着与其血脉相连的家属或族裔有同样的遗传风险/疾病。为了遗传责任，个人应主动管理自己的遗传风险，积极塑造自己的生命历程。[⑥] 这些患者组织和社区的出现进一步推动了生物经济的发展。

---

① Petersen A, Krisjansen I. Assembling "the bioeconomy"：Exploiting the power of the promissory life sciences. *Journal of Sociology*, 2015, 51(1)：28-46.

② Duggal S, Faulkner A. Promissory and protective imaginaries of regenerative medicine：Expectations work and scenario maintenance of disease research charities in the United Kingdom. *Public Understanding of Science*, 2020, 29(4)：392-407.

③ Rabinow P. Artificiality and Enlightenment：From Sociobiology to Biosociality// Biagioli M. *The Science Studies Reader*. New York：Routledge, 1999：407-416.

④ Novas C, Rose N. Genetic risk and the birth of the somatic individual. *Economy and Society*, 2000, 29(4)：485-513.

⑤ Rose N, Novas C. Biological Citizenship//Ong A, Collier S J. *Global Assemblages：Technology, Politics, and Ethics as Anthropological Problems*. Malden, MA：Wiley-Blackwell, 2005：439-463.

⑥ Widdows H. *The Connected Self：The Ethics and Governance of the Genetic Individual*. Cambridge：Cambridge University Press, 2013.

第三节　干细胞和再生医学 2.0

医学和政治对干细胞研究的兴趣在于,其似乎处于生命政治中两个问题的交叉点上。其中一个问题是人口老龄化。随着死亡率的降低,寿命的延长,越来越多的人因年龄变大而患有慢性和退行性疾病。另一个问题是,目前的医疗水平和社会发展状况,无法提供足够的组织和器官,解决所有人的健康问题;患者需要移植的组织和器官的数量远远大于实际能供应的数量,而且免疫排斥严重限制了组织和器官的自由流通。[①] 干细胞技术有望为组织提供一种新的来源,而且其可以从剩余胚胎、围产期组织、人的皮肤或其他地方获得,因此可以有效克服组织短缺的问题。干细胞研究不仅有能力改善人类的健康,而且能产生新的经济财富。[②] 经过实验室研究,干细胞再生的潜能有可能被转变成治疗产品或技术,从而提高人类的生命力。另外,这些经过再组织的生物人工物常常被视为知识产权,因此,体外剩余的产物最终可以被转化为商业利润,[③]促进组织经济(tissue economies)[④]的发展。

干细胞和再生医学会带来一次新的医学革命。[⑤] 再生医学指的

[①]　Waldby C. Stem cells, tissue cultures and the production of biovalue. *Health: An Interdisciplinary Journal for the Social Study of Health, Illness and Medicine*, 2002, 6(3):305-323.

[②]　Rabinow P. *Essays on the Anthropology of Reason*. Princeton NJ: Princeton University Press,1996;Novas C. The political economy of hope: Patients' organizations, science and biovalue. *Biosocieties*, 2006, 1(3):289-305.

[③]　Rabinow P. *Essays on the Anthropology of Reason*. Princeton NJ: Princeton University Press,1996;Novas C. The political economy of hope: Patients' organizations, science and biovalue. *Biosocieties*, 2006, 1(3):289-305.

[④]　Waldby C, Mitchell R. *Tissue Economies: Blood, Organs and Cell Lines in Late Capitalism*. Durham, NC: Duke University Press, 2006.

[⑤]　Balistreri C R, Falco F D, Bordin A, et al. Stem cell therapy: Old challenges and new solutions. *Molecular Biology Reports*, 2020(47):3117-3131.

是"替换或再生人类细胞、组织和器官,以恢复或建立正常功能"①。
再生医学将医学研究和应用带入一个新时代。以前的外科手术通常
用铁或塑料的支架取代受损或出问题的器官。而今,这些都将被各
种自我补充的组织取代,也就是说,再生医学不再用工业机器多余的
部分修补生物的生命,而是重新唤醒身体再生的潜能。②

2007年,在干细胞和再生医学领域的编辑评论中,克里斯·梅
森(Chris Mason)宣告:2006年标志着再生医学2.0时代的到来,强
调将科学研究转化为成功的商业产品。③ 他通过分析Web 1.0和
Web 2.0,提出"再生医学2.0"和"再生医学1.0向2.0转变"的概
念。"Web 2.0"这个术语在2004年被创造出来,指的是自2001年
互联网泡沫消失后,网络成为一个平台,电脑产业带来商业革命。
Web 2.0不仅使用户能够检索信息,还增加了更多相互作用的平台,
比如,MySpace、YouTube和Flickr。每个人都可以上传自己的照
片、视频和音乐,表达自己的感受等。

再生医学2.0这个术语表明,再生医学本身不仅仅是从A点到
B点的线性进展,而是一种阶跃变化(step change),能克服困扰先前
产业的种种问题。如果说Web 1.0是关于商业的,那么Web 2.0是
关于人们以及他们的积极参与的。再生医学也是如此。再生医学
1.0聚焦科学和研究,而不是转化出患者和利益相关者所需的产品。
再生医学2.0则关注现实的、将科学转化为常规的临床实践。克隆
羊多莉、人类胚胎干细胞的成功分离、英国干细胞行动等关键性事件
对再生医学2.0有很大影响。再生医学2.0关注的重点是转化研
究,如何将科学融入医疗系统。④

---

① Mason C, Dunnill P. A brief definition of regenerative medicine. *Regenerative Medicine*, 2008, 3 (1):1-5.

② Bell E. Tissue Engineering in Perspective//Lanza R P, Langer R, Vacanti J. *Principles of Tissue Engineering*. San Diego:Academic Press, 2000:xxxv-xli.

③ Mason C. Regenerative medicine 2.0. *Regenerative Medicine*, 2007, 2(1):11-18.

④ Mason C. Regenerative medicine 2.0. *Regenerative Medicine*, 2007, 2(1):11-18.

"转化研究"这个术语最早出现在 1993 年的 PubMed[①] 上,但是直到 2000 年才引起人们的广泛关注。转化研究的目标是将实验室里的生物医学知识应用到临床实践和治疗产品中。基础研究和临床研究之间的深渊有时被称为"死亡之谷",这个特殊的裂口已经在实验室和临床研究的生态系统中存在 40 多年。[②] 诺贝尔奖获得者西尼·布伦纳(Sydney Brenner)提出,"从实验室到临床"的转化医学研究是基于一种不正确的假设。他认为重点应该反过来,"从临床到实验室",将重点放在人类,将每个患者视为一个实验模型。[③] 有科学家建议在实验室和临床之间建立桥梁,连接两端。在药物研发过程中,临床前药物研发的科学家和临床研发者之间的双向沟通和相互合作对有效的转化研究很有必要。[④]

研究者和赞助商也都希望,有效而经济地将先进的生物医学技术应用到临床实践,改善公共健康。尽管生物医学研究的经费在不断增长,新的科学知识和发现也层出不穷,但很多人对"转化医学将实现临床应用和改善公共健康"这个观念还是不太有信心。[⑤] 在临床研究圆桌会议上,美国临床研究计划中众多利益相关者的代表,鉴别和区分了转化研究过程中的两个转化路障。第一个转化路障是:将在实验室中获得的对疾病原理的新理解转化为诊断、治疗和预防疾病的新方法,以及在人体身上的第一次试验。第二个转化路障是:将

---

① PubMed 是文摘型数据库,提供生物医学和生命科学领域的文献搜索服务。

② Butler D. Translational research: Crossing the valley of death. *Nature*, 2008 (453):840-842.

③ Friedberg E C. An interview with Sydney Brenner. *Nature Reviews Molecular Cell Biology*, 2008, 9(1):8-9.

④ O'Connell D, Roblin D. Translational research in the pharmaceutical industry: From bench to bedside. *Drug Discovery Today*, 2006, 11(17-18):833-838.

⑤ Lenfant C. Clinical research to clinical practice-lost in translation? *The New England Journal of Medicine*, 2003, 349(9):868-874.

临床研究结果转化为日常的临床实践和健康选择。[①] 这也被简称为 GAP 1 和 GAP 2。GAP 1 出现在将基础研究发现转化为初次在人体身上展现的概念验证(proof of concept)中;GAP 2 出现在将临床的概念验证转化为合理的治疗方法和科学政策中。[②]

为了跨越实验室和临床之间的转化鸿沟,加速干细胞创新,推动干细胞产品尽快上市,一些国家大力资助干细胞转化研究,建立干细胞和再生医学中心,包括美国加利福尼亚州再生医学研究所(California Institute of Regenerative Medicine,CIRM)、日本诱导多能干细胞研究网络(Induced Pluripotent Stem Cell Research Network)、英国细胞和基因治疗弹射器(Cell and Gene Therapy Catapult,CGTC)、加拿大再生医学商业化中心(Center for Commercialization of Regenerative Medicine,CCRM)。中国也出台了一系列政策,重点支持干细胞转化研究。然而,将实验室的科学知识转化为临床可用的产品是一个艰巨而漫长的过程,有可能以失败告终。

以全球首例人类胚胎干细胞临床试验为例。2009 年 1 月 21 日,美国杰龙(Geron)生物医药公司获得美国食品药品监督管理局(Food and Drug Administration,FDA)的批准,开始世界上首例人类胚胎干细胞临床试验,治疗急性脊髓损伤。杰龙生物医药公司的临床试验被视为干细胞技术从实验室研究走向临床试验进程中的一个里程碑。但是,由于研发费用过高,监管过于复杂,2011 年 11 月,杰龙生物医药公司宣布放弃人类胚胎干细胞临床试验,同时解散整

---

① Sung N S, Growley Jr W F, Genel M, et al. Central challenges facing the national clinical research enterprise. *The Journal of American Medical Association*, 2003, 289(10):1278-1287.

② Ozdemir V, Willian-Jones B, Cooper D M, et al. Mapping translational research in personalized therapeutics: From molecular markers to health policy. *Pharmacogenomics*, 2007, 8(2):177-185.

个干细胞研究团队,今后会将重点转向癌症药物研发。[①] 由于干细胞转化研究中还存在一系列"大家已知的未知数"(known unknown)和"大家可知的未知数"(knowable unknown),[②]研发人员面临干细胞创新和商业化的压力。目前已上市的干细胞产品仅有十余个,主要来自北美、欧洲、日韩,中国还未成功研发出干细胞产品。[③]

第四节　理论框架

本书的理论源于科学技术学的广泛研究传统,从"科学知识社会学"(Sociology of Scientific Knowledge,SSK)、"技术的社会建构"(Social Construction of Technology,SCOT)、"行动者网络理论"(Actor-Network Theory,ANT),到科学和社会秩序的共生产(co-production)。[④]

正如前文提及的,干细胞之所以引起全球如此高的研究热度,是因为在实验室中干细胞有可能被科学家培养、诱导、分化成为人体的各类组织和器官,用于替换、修复损坏和病死的组织和器官。干细胞转化医学的目的是,将实验室中获取的生物医学知识转化为临床可用的产品,改善人类健康。由此可见,干细胞生物医学知识是科学家通过实验室研究获取的,而不是通过纯粹理性的演绎与归纳获得的,而在托马斯·库恩(Thomas Kuhn)之前传统的科学技术哲学就是这

①　Frantz S. Embryonic stem cell pioneer Geron exits fields, cuts losses. *Nature Biotechnology*, 2012, 30(1):12-13.

②　Eriksson L, Webster A. Standardising the unknown: Practicable pluripotency as doable futures. *Science as Culture*, 2008, 17(1):57-69.

③　何萍,程涛,郝莎. 干细胞临床研究的现状及展望. 中国医药生物技术, 2020, 15(3):290-294.

④　Sismondo S. Science and Technology Studies and an Engaged Program//Hackett E J, Amsterdamska O, Lynch M, et al. *The Handbook of Science and Technology Studies*. 3rd ed. Cambridge, MA: MIT Press, 2008:13-31. Timmermans S, Berg M. The practice of medical technology. *Sociology of Health & Illness*, 2003, 25(3):97-114.

么看待科学知识的。可以说，1962 年库恩的《科学革命的结构》的出版给科学哲学带来了一场新的革命，从根本上改变了传统的科学形象。库恩提出，科学不是静态的，而是动态的。我们不仅要关注科学的历程，还要关注对科学的形成和发展起着重大制约作用的社会情境。

库恩之后，在 20 世纪 70 年代，爱丁堡大学科学研究小组（Science Studies Unit）开始从社会学角度研究、解释科学知识的内容，提出了"科学知识社会学的强纲领"。这个强纲领中最著名的是大卫·布鲁尔（David Bloor）表述的科学知识社会学"四信条"：因果性、公正性、对称性和反身性。[①] 维贝·比克（Wiebe Bijker）、托马斯·休斯（Thomas Hughes）、特雷弗·平奇（Trevor Pinch）等则提出技术的社会建构，认为技术的产生和发展受到所处的社会、政治、经济、文化等因素的影响。[②]

以布鲁诺·拉图尔（Bruno Latour）为代表的巴黎学派提出，我们需要进入实验室现场，打开科学知识输入、输出过程中的"黑箱"，了解科学知识创制的全过程。拉图尔自己就以陌生人的身份，走进加利福尼亚州萨尔克研究所的神经内分泌学实验室，将其作为考察的现场，并根据调查的资料，于 1979 年与史蒂夫·伍尔伽（Steve Woolgar）联合出版了《实验室生活》一书。[③] 拉图尔他们看到的实验室实际上是一个精心布置的、被严格分割的空间，比如工作台空间、储藏空间、工具空间、办公室空间，以及材料与设备的清洁和放置空间。对这些被分割好的空间要进行组织，从而使监视和追踪事物成

[①] Bloor D. *Knowledge and Social Imagery*. Chicago：University of Chicago Press，1991.

[②] Bijker W E, Hughes T P, Pinch T. *The Social Construction of Technological Systems：New Directions in the Sociology and History of Technology*（*Anniversary Edition*）. Cambridge, MA：MIT Press, 2012：45-76.

[③] Latour B, Woolgar S. *Laboratory Life：The Social Construction of Scientific Facts*. Beverly Hills, CA：Sage, 1979.

为可能。科学家在实验室中不仅对事物进行分割、观察、分类和记录，还建构和分解事物，并介入其中。①

然而，我们不能把实验室实践的政治影响局限在实验室"内部"。科学对日常生活最直接的影响是，成功地实现实验室研究成果向外部世界的转移，更理想的话，实现科技创新。科技创新也许会彻底改变我们的生活。在约瑟夫·劳斯（Joseph Rouse）看来，如果你希望有效地转移实验室的研究成果或实现科技创新，那么就必须付出许多努力，通过互动的复杂性系统拓展实验室微观世界。② 复杂性特指技术系统（用以拓展实验室的研究成果）和社会组织（用以管理这些技术系统）之间的非线性关联。③

巴黎学派提出了"行动者网络理论"，其中包括三个新概念："行动者网络（actor-network）""行动者世界（actor-world）""转译（translation）"。这三个概念从不同角度表达了实验室微观与宏观的双重结构。通过米歇尔·卡龙（Michel Callon）的《行动者网络的社会学：电动车案例》，我们可以看到不同的社会群体有不同的利益，但是通过利益的"转译"，他们被结合在同一个网络之中了。所谓"转译"，就是把研究者自身的利益转换成其他人的利益，或者相反。研发共同体就是建立在转译的基础上的。④

后来拉图尔提出"技性科学"（technoscience）这个术语来描述所有与科学内容相关的要素。⑤ 技性科学的活动就是构造更大、更强的

---

① 盛晓明，陈海丹. 从实验室研究看认知文化. 科学学研究，2007，25（6）：1041-1046.

② 劳斯. 知识与权力——走向科学的政治哲学. 盛晓明，邱慧，孟强，译. 北京：北京大学出版社，2004.

③ Parrow C. *Normal Accidents*. New York：Basic Books，1984：72-86.

④ Callon M. The Sociology of an Actor-network：The Case of the Electric Vehicle// Callon M，Law J，Rip A. *Mapping the Dynamics of Science and Technology*. London：Macmillan Press，1986：19-34.

⑤ 拉图尔. 科学在行动：怎样在社会中跟随科学家和工程师. 刘文旋，郑开，译. 北京：东方出版社，2005.

网络,理解各个行动者的利益并加以转译,然后让行动者相互合作,实现各自的利益。但是行动者网络理论中的行动者是异质的,包含了人和非人(human and nonhuman)的行动者,如材料、设备、组件、制度等。① 拉图尔在《科学在行动》中列举了大量的实例进一步说明他的理论。狄塞耳的发动机、巴斯德实验室、沃森和克里克双螺旋结构的故事等一次又一次解构了传统的科学观,形象地说明科学和政治、社会是密不可分的。用拉图尔的话说,技性科学之所以有一个内部,是因为它有一个外部。

"……你看不到公共关系,看不到政治,看不到伦理问题,看不到阶级斗争,看不到律师;你将看到科学孤立于社会之外。但是这种孤立状态只有在另外一些科学家坚持不懈地忙于招徕投资者、唤起人们的兴趣并说服他们的时候才存在。……如果我们把内外分开,那么我们根本不可能完成我们穿越技性科学的旅程。"②这也就是说,我们应该了解实验室之中和实验室之外存在的权力关系。

但是,行动者网络理论也因为它对代理(agency)的分配而遭到批判。行动者网络理论忽略了一种边缘视角,有些非中心的行动者可能就被排除在外了。③ 拉图尔的网络运用了权力,但却很少展示创造和维持治理制度过程中常常伴随着的道德和政治冲突。比如,他没有说为什么有些网络长期处于不稳定状态,而其他网络却很快解决了这个问题;为什么有些网络节点的工作能更有效地使网络变得稳定,而有些则不能。约翰·劳(John Law)的研究将行动者网络理

① Law J. Technology and Heterogeneous Engineering:The Case of the Portuguese Expansion//Bjiker W E, Hughes T P, Pinch T J. *The Social Construction of Technical Systems: New Directions in the Sociology and History of Technology*. Cambridge, MA: MIT Press,1987:111-134.

② 拉图尔. 科学在行动:怎样在社会中跟随科学家和工程师. 刘文旋,郑开,译. 北京:东方出版社,2005:263.

③ Clarke A, Montini T. The many faces of RU486:Tales of situated knowledges and technological contestations. *Science, Technology, & Human Values*,1993,19(1):42-78.

论向前推进了一步。他的研究说明知识、主体,特别是对象很少是连贯的,它们被放在一起并不必然意味着以某一对象为中心。网络中的各个行动者相互影响,但又是流动的。①

艾伦·欧文(Alan Irwin)使用"治理"(governance)这个术语来描述科学、技术和政治之间不同的特性、流动的合作关系和互惠的影响。治理不是机械的、确定的,而是存在不确定性和疑虑,在各种相互作用的场所产生相应的专家和政权。②治理广泛地关注科学、技术和政权之间的关系,特别强调民主参与、科学和广大的社会问题之间的关系,以及政治冲突和争论的解决办法。科学技术学研究治理的方法倾向于"跟随行动者",而不是事先做绝对判断。③

结合行动者网络理论,④治理也可以被理解为不同物质和社会秩序相互建构的场所。权力不只在一个位置出现,而是与特定的科学、技术、社会相遇后的一个结果。更宽泛地讲,行动者网络理论关注人和非人行动者介入社会技术系统建构过程的方式,有不同的行动者

① Law J. *Aircraft Stories：Decentering the Object in Technoscience*. Durham，NC：Duke University Press，2002；Mol A，Law J. Regions，networks and fluids：Anaemia and social topology. *Social Studies of Science*，1994，24(4)：641-671.

② Hackett E J. Politics and Publics//Hackett E J，Amsterdamska O，Lynch M，et al. *The Handbook of Science and Technology Studies*. 3rd ed. Cambridge，MA：MIT Press，2008：429-432.

③ Irwin A. STS Perspectives on Scientific Governance//Hackett E J，Amsterdamska O，Lynch M，et al. *The Handbook of Science and Technology Studies*. 3rd ed. Cambridge，MA：MIT Press，2008：583-608.

④ 行动者网络理论具体可以参考下列文献：Latour B. *Science in Action：How to Follow Scientists and Engineers through Society*. Cambridge，MA：Harvard University Press，1987；Latour B. *We Have Never Been Modern*. Cambridge，MA：Harvard University Press，1993；Latour B. *Pandora's Hope：Essays on the Reality of Science Studies*. Cambridge，MA：Harvard University Press，1999；Law J. *Organizing Modernity*. Oxford：Blackwell，1994；Law J. Notes on the theory of actor-network：Ordering，strategy，and heterogeneity. *Systems Practice*，2002(5)：379-393；Law J. *Aircraft Stories：Decentering the Object in Technoscience*. Durham，NC：Duke University Press，2002；Michael M. *Reconnecting Culture，Technology and Nature：From Society to Heterogeneity*. London：Routledge，2000；Mol A，Law J. Regions，networks and fluids：Anaemia and social topology. *Social Studies of Science*，1994，24(4)：641-671.

参与知识创造和社会技术生产过程对整个技术系统更为重要。就社会技术网络而言，治理允许以一种更流动的、"杂交"的方式考察特殊问题的出现、发展和解决，而不是将讨论限制在预定的"科学"或"政治"领域中。①

治理意味着，对科技的发展和控制不再只是政府或国家的事。② 这也就是说，治理不再是官僚和科学制度的一种特有行为，国家和政府不再具有指导社会完成特定目标的能力。换言之，它们必须在去中心的网络中起到作用并转移权力。治理过程必然牵涉更多的行动者，如企业、科学家、公众、消费者、市场等。治理包括一系列的组织构造、操作设想、思考方式、管理科学技术发展的活动等。③ 总而言之，治理逐渐被定义为一个管理由多个行动者构成的网络的过程，网络中的多个行动者相互合作，共同应对遇到的问题。④

我们所处的社会充满了各种风险。德国社会学家乌尔里希·贝克(Ulrich Beck)提出，这个世界的科学进步带来了无数社会隐患，科学成为不确定性的来源，而政治制度拼命想要维持其可信性。⑤ 现代文明造成了环境污染、生态破坏，人们对科学和政治权威产生怀疑。⑥ 希拉·贾撒诺夫(Sheila Jasanoff)指出，我们不应该只将目光停留在看不见的、难以捉摸的、可怕的，但完全是真实的东西上，而应该关注

---

① Irwin A. STS Perspectives on Scientific Governance//Hackett E J, Amsterdamska O, Lynch M, et al. *The Handbook of Science and Technology Studies*. 3rd ed. Cambridge, MA: MIT Press, 2008:583-608.

② Rose N. *Powers of Freedom: Reframing Political Thought*. Cambridge: Cambridge University Press, 1999:16-17.

③ Barry A. *Political Machines: Governing a Technological Society*. London: Athlone Press, 2001; Dean M. *Governmentality: Power and Rule in Modern Society*. London: Sage, 1999.

④ Hajer M A, Wagenaar H. Introduction//Hajer M A, Wagenaar H. *Deliberative Policy Analysis: Understanding Governance in the Network Society*. Cambridge: Cambridge University Press, 2003:1-32; Sørensen E, Torfing J. *Theories of Democratic Network Governance*. New York: Palgrave Macmillan, 2007.

⑤ Beck U. *Risk Society: Towards a New Modernity*. London: Sage, 1992.

⑥ Beck U. *What Is Globalization?* Cambridge: Polity Press, 1999.

当代国家创造和维护政治秩序的能力，与其生产和使用科学知识的能力之间的关系。环境科学的发展及其产物是得到其他社会实践，比如政策制定程序的支持和批准的，反之亦然。在其他科技发展的案例中，我们也能看到科学知识和政治，以及相关的政策是密不可分的，它们是共同发展的。[①] 贾撒诺夫提出"共生产"的概念。

"共生产这个主张简而言之就是，我们了解和表现世界（自然和社会）的方式，与我们选择在这个世界生存的方式是不可分的。知识及其物质体现同时是社会工作的产物和社会生活形式的要素；社会若没有知识就无法工作，知识若没有合理的社会支持也不可能存在。科学知识不是现实的一面镜子，被嵌入社会实践、特性、规范、习俗、话语、工具和制度中——总之，在所有被我们称为**社会的**内容中（着重号为原文所标）。技术也更是如此。"[②]

"共生产"这个概念可以引导人们关注科学和政治两个不同实体之间的相互关系，以及自然和社会秩序产生、互相包含的方式。[③] 从共生产这个视角理解治理，可以减轻人们对科学技术的风险、不确定性、复杂性的担忧。环境问题只是其中一个全球性隐患。随着生命科学的发展，生物医学研究已经从整个有机体及其活动转向细胞及其内部结构，从分子的水平理解人的生命。在分子的水平上，生命可以被设计、合成和编辑。人类干细胞和再生医学等一系列前沿科学技术不禁让人担心人类胚胎的道德地位、人的尊严、社会公正等诸多问题，这也成为生命政治的议题。生物医学创新需要各种各样的人接受和使用新的想法和技术，创新过程要不断调整技术设计，以及与此交织在一起的社会价值、行为、关系、网络、制度、设施等。因此，干

---

① Macfarlane A. Underlying Yucca Mountain: The interplay of geology and politics in nuclear waste disposal. *Social Studies of Science*, 2003, 33(5):783-807.

② Jasanoff S. The Idiom of Co-Production//Jasanoff S. *States of Knowledge: The Co-Production of Science and Social Order*. London: Routledge, 2004:2-3.

③ Jasanoff S. The Idiom of Co-Production//Jasanoff S. *States of Knowledge: The Co-Production of Science and Social Order*. London: Routledge, 2004:1-12.

细胞临床转化也需要生物医学创新和治理的共生产。①

第五节　研究方法和过程

本书采用了案例研究、深度访谈、参与观察、个人交谈、文本分析等研究方法。研究过程可分为两个阶段：在第一阶段（2006—2009年），以《干细胞转化研究的治理》为题，完成了博士学位论文；在第二阶段（2010—2021年），继续跟踪、深入研究博士学位论文中的部分案例，关注国内外干细胞临床研究的进展和政策演变。

在博士学位论文研究初期，为了更好地理解干细胞科学，笔者在浙江大学医学院旁听了与"干细胞和再生医学"相关的课程，访问了浙江大学医学院的干细胞实验室，观察研究者如何做实验，与实验室的负责人及其团队成员交流与干细胞研究相关的话题。此外，还访谈了浙江大学生命科学学院和浙江大学附属医院从事干细胞研究的三位教授。

笔者参与了两个欧盟资助的国际合作项目：BIONET 项目（生物学和生物医学研究的伦理治理：中欧合作，2006—2009 年）和REMEDiE 项目（欧洲的再生医学：全球背景下的新兴需求和挑战，2008—2011 年）。BIONET 组织的与人类干细胞、生殖技术相关的国际会议，以及 REMEDiE 组织的多次国际会议，使笔者有机会更深入地了解国内外干细胞和再生医学领域的前沿进展，及其面临的伦理和治理挑战。此外，笔者还多次参加了国内外干细胞科学、伦理、治理相关的会议，通过参会进行参与观察。在会议期间，无数次与干细胞领域的研究者的交谈为研究积累了不少宝贵资料。笔者还通过

---

① Salter B, Faulkner A. State strategies of governance in biomedical innovation: Aligning conceptual approaches for understanding "Rising Powers" in the global context. *Globalization and Health*, 2011, 7(1):3.

网络检索国内干细胞研究的相关新闻和机构,查阅科学家发表的学术论文,了解他们的研究专长和进展。在这些研究的基础上,结合转化医学的特点,锁定博士学位论文的研究案例。

主要案例的选择基于这样一种考虑。传统观念认为,转化研究应该是从实验室走向临床。但也有人提出,这种方法在现实中走不通,我们应该反过来,从临床走向实验室。当然也有人反驳,这两种单向的转化研究方法都不太理想,我们应该克服单向转化研究的局限性,进行双向转化研究。因此,本书试图通过案例研究,具体分析这三种临床转化路径的状况,及其对干细胞创新治理的启示。

本书的案例来自两个高校的干细胞研究团队(它们在开展"从实验室到临床"的转化研究)、一家从事干细胞研发和治疗的公司(其希望反其道而行之,选择"从临床到实验室"的转化路径)、一个国家干细胞产业化基地(其中具备转化医学所需的重要组成部分,比如,科研机构、医院、企业、平台,这样更容易实现临床和实验室的双向沟通和合作)。这些案例研究主要在 2007 年下半年到 2008 年底之间完成。本研究访谈了科学家、医生、患者、企业家、公司员工、律师、风险投资者、伦理学家、政府官员等,共计 47 人。其中 36 个是录音访谈,因为有的访谈对象不喜欢被录音,另外 11 个访谈通过笔录完成,每个访谈持续 30—60 分钟。另外,笔者参观了这 4 个案例所在的场所,包括实验室、医院、干细胞治疗中心、公司、脐带血库等,并收集了内部文件、宣传资料等。

在第二个研究阶段,笔者继续通过参加干细胞研究和细胞治疗相关的会议,查阅学术文献、网络资料、干细胞相关的微信公众号和微信群,访谈这个领域的专家,研究中国干细胞临床研究政策的演变及其对干细胞领域的影响。为了进一步理解"干细胞旅游"现象背后的原因,深入挖掘 Web 2.0,比如干细胞公司和治疗中心的网站,患者的论坛、博客、Facebook,QQ 群等,通过邮件访谈患者,探究为什么国外的患者会来中国的干细胞公司和治疗中心,接受未经证实的干细胞疗法，并重新思考接受干细胞治疗的患者在 21 世纪生物经济中的作用（这个主题的具体研究方法请参见第七章）。在 2018 年，笔者重新联系了之前案例研究中的几个负责人。2020 年，再访干细胞产业化案例中的相关机构，访谈了各个部门重要的负责人。

本书使用了主题分析（thematic analysis）①的方法，分析整个研究过程中收集的一手资料（比如，访谈记录、观察笔记）和二手资料（比如，公开的新闻、报告、政策文件和科学出版物）。按照研究伦理的规范，除了干细胞产业化这个案例，本书提及的机构和访谈对象均采用了匿名的形式，删除了会透露这些机构、访谈对象信息的参考文献和网址。

第六节　本书结构

本书第二章和第三章提供了理解干细胞科学、伦理、政策的背景知识。第二章介绍了干细胞研究的分类和进展、干细胞研究引发的伦理和政策问题，以及主要国家和地区的干细胞转化研究扶持政策、干细胞临床研究和产业发展状况。第三章在全球背景下，展现了中国干细胞转化研究政策的演变过程，重点围绕干细胞作为药品还是临床技术的争论，介绍争论的产生、发展和结果。第四章至第七章通过具体的案例研究，分析在不同的干细胞临床转化网络中，各个行动者如何相互影响，促进或制约干细胞临床转化。第八章是对本书研究的讨论和总结，基于干细胞治理的实践经验，展望新兴生物医学治理的未来。

第四章选择了两个高校干细胞研究团队作为案例，这两个团队都在尝试用间充质干细胞治疗移植物抗宿主病。基于对干细胞临床

---

① Braun V, Clarke V. Using thematic analysis in psychology. *Qualitative Research in Psychology*, 2006, 3(2):77-101.

研究的想象和对所在之处的监管政策的理解，两个研究团队使用了不同的"从实验室到临床"的转化研究进路。第四章先介绍间充质干细胞治疗移植物抗宿主病的科学背景，位于一北一南的两个研究团队如何开展干细胞临床研究，再对比、分析、总结这两种研究策略的特点。通过这两个案例，我们将看到科学家不仅面临科学难题，还要解决经费问题，寻找合作伙伴，熟悉监管政策，因此，研究团队很难单独完成整个转化过程。

如果说以研究团队为主导的干细胞临床转化因为面临寻找资金、产业合作等困境，而无法成功地实现干细胞临床转化，那么当临床转化具备"实验室和临床互动"所需的实验室、医院、公司等条件时，是否就能克服临床转化中的障碍？第五章聚焦天津干细胞产业化基地，介绍天津干细胞转化医学模式在过去 20 多年的发展历程，尤其是两位系统建造者如何利用天津在造血干细胞和血液学研究领域的优势，在实验室外部寻找各种资源，打造更大、更强的干细胞转化研究技术系统；此外，比较分析四个转化医学项目：英国细胞和基因治疗弹射器、日本诱导多能干细胞研究网络、美国加利福尼亚州再生医学研究所、天津干细胞转化医学网络各自的优点和缺点，及其对细胞治疗产业发展的启示。

第六章关注从事干细胞研发和治疗的公司——CC 公司。考虑到传统的基于循证医学的制药模式投入大、产出慢、风险高，CC 公司的商业模式是试图通过"从临床到实验室"的路径，先在临床提供干细胞治疗，用获得的资金和数据反过来资助、开展临床研究。本章将介绍这家干细胞公司的创立过程、发展状况、商业模式，以及其如何通过建构 Web 2.0 架构，吸引更多的国内外患者，到公司的合作医院接受干细胞治疗。这种未经证实的干细胞治疗在国内外引起伦理争议。在 21 世纪初，未经证实的干细胞治疗大多出现在监管宽松或没有监管的地方。近十年，这类干细胞治疗也在全球其他国家兴起，包括美国、加拿大、澳大利亚、日本等发达国家。本章将分析全球未经证实的干细胞治疗网络如何运作，讨论哪些行动者和因素推动了全球干细胞治疗产业。

第七章重点关注全球干细胞治疗网络中的一个重要行动者——患者，考察他们为什么要在干细胞公司的合作医院接受未经证实的干细胞治疗，他们如何感知这类治疗的风险和收益，他们有什么样的治疗经历和感受，以及他们在全球生物经济中起到什么作用。研究发现，这些患者倾向于在或多或少稳定的网络和群体中运作，在这些网络和群体中，他们互动和合作，并对可能对他们的疾病有用的治疗方案提出意见和进行评估。这些患者还扮演着研究对象和研究资助者等多重角色。

第八章提出，在后常规科学、后学院科学、产业科学时代，干细胞的特性（不确定性、新颖性和复杂性）对干细胞临床转化和产业化治理提出了前所未有的挑战。我国沿用传统的治理逻辑和框架，但这已无法适应新兴科技和产业发展的需求。干细胞创新网络在过去20多年已逐渐形成多层次、多形态、多节点、多主体和多边互动的网络。干细胞和再生医学 2.0 治理的核心是对处于医学研究、临床实践和技术开发三者交叉点的实验进行风险治理。我们需要前瞻性地做好各种准备，推动我国干细胞等战略性新兴生物技术的发展，赢得在全球科技伦理治理中的话语权。

第二章　干细胞研究:科学、伦理、政策

为了尽快将从实验室获得的干细胞知识转化为临床急需的治疗药物,实现干细胞的商业化,全球多国都在积极支持干细胞转化研究,出台相关政策,建立转化研究平台和中心,资助转化研究项目。本章将先简单介绍干细胞科学及其带来的伦理和政策挑战,再聚焦国际(比如,美国、英国和日本)和国内在干细胞临床转化方面的扶持政策,以及干细胞临床研究和产业的发展状况。

第一节　干细胞分类

早在 20 世纪 50 年代,科学家就通过骨髓移植发现,我们的体内存在干细胞,它们具有再生的医学潜能。最早对从老鼠胚泡的内细胞群中可以分离出胚胎干细胞的报道可以追溯到 1981 年。[①] 差不多

[①]　Evans M J, Kaufman M H. Establishment in culture of pluripotential cells from mouse embryos. *Nature*, 1981,292(5819):154-156; Martin G R. Isolation of a pluripotent cell line from early mouse embryos cultured in medium conditioned by teratocarcinoma stem cells. *Proceedings of the National Academy of Sciences of the United States of America*, 1981, 78(12):7634-7638.

在同时,罗伯特·爱德华兹(Robert Edwards)和同事们克服了之前几乎无法得到人类胚泡的状况,于卵子受精后的第 5 天,在生物体外生成了人类胚泡。[①] 但是直到 1998 年,人类胚胎干细胞从人类胚胎和胎儿组织中成功地提取出来后,干细胞研究才引起巨大轰动。这是培养人类组织和器官新策略中关键的一步。

根据干细胞的分化潜能,干细胞分为全能干细胞、多能干细胞和单能干细胞。全能干细胞指的是能够分化成完整生物个体的干细胞。胚胎干细胞是全能干细胞,可以自我更新、高度增殖,具有分化为体内任何细胞、组织和器官的能力。多能干细胞指的是能够分化成多种类型细胞的干细胞,包括核移植胚胎干细胞、诱导多能干细胞等。单能干细胞(也称专能干细胞)只能向一种类型,或密切相关的两种类型的细胞分化,如上皮组织基底层的干细胞、肌肉中的成肌细胞。[②]

根据来源,干细胞主要分为胚胎干细胞和成体干细胞两类。从早期的胚胎发育到成体组织,我们的身体中都可以找到干细胞。胚胎干细胞指的是胚胎发育早期,受精卵发育分化初始阶段囊胚内的一组细胞。当一个受精卵发育 5—6 天,在其胚泡的内细胞群中有 30—34 个细胞可以分化为人体各种类型的细胞。科学家从内细胞群中提取出这些细胞,将它们培养在皮氏培养皿中,让其无限地繁殖增生,而不改变原有的特征。成体干细胞指的是位于各种组织中未分化的干细胞,在一定条件下,可以分化成各种特异的细胞类型。它们像身体的一个修复系统,补充专门的细胞,同时维持整个机体正常的新陈代谢。相对于胚胎干细胞,成体干细胞已经有点专业化了,比如,血液干细胞通常只能生成多种类型的血液细胞,神经干细胞只能

---

① Edwards R G. IVF and the history of stem cells. *Nature*, 2001, 413(6854):349-351.

② 中国细胞生物学学会干细胞生物学分会. 干细胞通用要求. 北京:中国标准出版社,2017.

生成多种类型的大脑细胞。成体干细胞相对容易获取,引发的伦理争议较少。目前发现的成体干细胞主要有造血干细胞、间充质干细胞、神经干细胞、表皮干细胞、骨骼肌干细胞、脂肪干细胞、胰干细胞、眼角膜干细胞等。

用于干细胞研究的胚胎主要来源于试管受精诊所,由不孕夫妇捐赠,或者通过体细胞核移植技术(somatic cell nuclear transfer, SCNT)制造。核移植胚胎干细胞指的是利用核移植技术将供体细胞移入去核的卵母细胞中,经过体外培养到囊胚后,分离内细胞团而形成的胚胎干细胞。体细胞核移植技术也就是克隆多莉羊的技术。用于科学研究的体细胞核移植技术通常被称为治疗性克隆,以区别用于生殖目的的生殖性克隆。[1] 人类胚胎干细胞研究和克隆技术带来的伦理和道德价值问题曾经在全球引起很大的争论,这些争论在全球催生了多种多样的人类胚胎干细胞研究政策。

2006年,日本科学家山中伸弥(Shinya Yamanaka)和他的学生高桥一俊(Kazutoshi Takahashi)通过重编程方法,将逆转录病毒递送到小鼠体细胞(成纤维细胞),获得了具有类似胚胎干细胞特性的"诱导多能干细胞"(induced pluripotent stem cells, iPSC)。[2] 2007年,山中伸弥团队将这个方法应用于人的体细胞,生成iPSC。[3] 同年,美国威斯康星大学汤姆森团队称,通过不同的传递系统、病毒和重编程转录因子,可获得人的iPSC。[4] 他们的科学突破掀起了全球iPSC研究热潮。由于不需要毁坏人类胚胎,诱导多能干细胞技术在

---

[1] 关于治疗性克隆和生殖性克隆术语来源的讨论可参见 Hauskeller C. Science in touch: Functions of biomedical terminology. *Biology and Philosophy*, 2005, 20(4):815-835.

[2] Takahashi K, Yamanaka S. Induction of pluripotent stem cells from mouse embryonic and adult fibroblast cultures by defined factors. *Cell*, 2006,126(4):663-676.

[3] Takahashi K, Tanabe K, Ohnuki M, et al. Induction of pluripotent stem cells from adult human fibroblasts by defined factors. *Cell*, 2007, 131(5):861-872.

[4] Yu J, Vodyanik M A, Smuga-Otto K, et al. Induced pluripotent stem cell lines derived from human somatic cells. *Science*, 2007, 318(5858):1917-1920.

很多方面看起来是用一种伦理上没有争论的策略，找到了治疗退行性疾病的方法。[①] 但是，在制造诱导多能干细胞的过程中，山中伸弥小组使用了逆转录酶病毒，将四个基因转入老鼠和人的皮肤细胞，而逆转录酶病毒在临床试验中存在很大风险。[②] 诱导多能干细胞在临床试验和应用中还存在一些令人担忧的变量和局限性，在这些方面，人类胚胎干细胞研究仍然具有优势。[③]

第二节　伦理和政策挑战

由于在研究中需要使用人类胚胎，人类胚胎干细胞研究在全球兴起的同时就面临着伦理争论。争论的核心问题是，人类胚胎是不是人，是否具有人的道德地位，我们是否应该为了研究目的破坏人类胚胎。反对者提出人类胚胎也是人，具有和人一样的道德地位，不能破坏人类胚胎以用于研究或治疗目的。支持者提出人类胚胎不同于人，不享有和人一样的道德地位，人类胚胎干细胞研究具有巨大的医学潜力，需要向前发展。[④] 任何一个国家在人类胚胎研究领域寻求立法时都会面临难题，如何确定一系列伦理原则，以及在法律上可允许的研究和应该被禁止的研究之间划出一条清楚的界限。由于不同的历史、文化、宗教、政治背景，每个国家制定的干细胞研究政策也不尽相同。从 1998 年人类胚胎干细胞被成功分离至今，干细胞研究在快速发展中，全球人类胚胎干细胞研究

---

① Gottweis H, Minger S. iPS cells and the politics of promise. *Nature Biotechnology*, 2008, 26(3):271-272.

② Edelstein M L, Abedi M R, Wixon J. Gene therapy clinical trials worldwide to 2007: An update. *The Journal of Gene Medicine*, 2007, 9(10):833-843.

③ Chapman A. *The Ethical Challenges of the Stem Cell Revolution*. Cambridge: Cambridge Scholars Publishing, 2020.

④ Devolder K. *The Ethics of Embryonic Stem Cell Research*. Oxford: Oxford University Press, 2015.

政策已逐渐形成,但也处于变动之中。

面对正反方之间激烈的争论,美国卫生、教育和福利部的报告(1979 年),以及英国的沃诺克报告(1984 年)最早提出人类胚胎研究的 14 天界限。① 玛丽·沃诺克(Mary Warnock)提出,人类胚胎具有特殊的道德地位,但是其道德地位随着发育阶段而变化。她认为,原条(primitive streak)的出现有特殊的道德重要性,因为胚胎受精后的前 13 天,胚胎细胞是全能的,它们可以发育成不同类型的细胞。但是在第 14 天,细胞分化开始,原条出现,这将决定个体的特征。因此,沃诺克建议,受精后不超过 14 天,或者原条形成前的胚胎研究是允许的,14 天之后的胚胎研究应该被禁止。沃诺克的这个建议在英国引发了很大争议。这个持续长达六年的争论以 1990 年的《人类受精和胚胎学法案》的颁布告终。这次胜利除了支持人类胚胎研究者持续、有组织地游说议员之外,更重要的是,人类胚胎研究得到有影响力的、有说服力的政治家的支持。② 国际干细胞研究协会③(International Society for Stem Cell Research, ISSCR)2008 年、2016 年版本的干细胞研究指南也采纳了人类胚胎研究的 14 天界限。

但是,全球只有一部分国家采纳了"人类胚胎研究的 14 天界限"这个建议。2020 年的一项研究回顾了全球多个科技研发密集型国家颁布的与人类胚胎干细胞研究相关的立法和指南,发现英国、中国等 12 个国家坚持 14 天界限,即允许使用发育 14 天之内的人类胚胎进行研究;瑞士采用了 7 天界限;奥地利、德国、意大利、俄罗斯和土耳其这 5 个国家禁止人类胚胎研究;美国等 4 个国家既没有 14 天界限,也没有限制人类胚胎研究(见表 2-1)。需要说明的是,尽管美国

---

① Hurlbut B J. *Experiments in Democracy*: *Human Embryo Research and the Politics of Bioethics*. New York: Columbia University Press, 2017.

② Mulkay M. *The Embryo Research Debate*: *Science and the Politics of Reproduction*. Cambridge: Cambridge University Press, 1997.

③ 2002 年成立,现有来自 65 个国家约 4000 名成员,旨在推进干细胞科学家和医生之间的全球合作。

最早提出人类胚胎研究的 14 天界限,但是没有通过立法。美国对人类胚胎研究的限制主要体现在联邦经费资助上,比如,美国国立卫生研究院禁止资助人类胚胎研究。在美国,不同的州采用不同的政策,比如加利福尼亚州、马里兰州、纽约州支持人类胚胎研究,而路易斯安那州、南达科他州等禁止所有的人类胚胎研究。另外,美国不同的总统,比如前总统克林顿、布什、奥巴马、特朗普在任时,颁布的人类胚胎研究的政策也不同。①

表 2-1　科技研发密集型国家及其人类胚胎法律/指南②

国家	GERD (十亿美元)	GERD/GDP	政策	胚胎类型	发育限制
美国	549.0	2.81%	L,G	S, R, SCNT	14 天
中国	496.0	2.15%	L	S, SCNT	14 天
日本	170.9	3.20%	L	S, SCNT	14 天
德国	132.0	3.04%	L	none	禁止
韩国	91.0	4.55%	L	S, SCNT	14 天
法国	64.7	2.19%	L,G	S	NA
印度	49.7	0.62%	L	S, R, SCNT	14 天
英国	49.3	1.66%	L	S, R, SCNT	14 天
俄罗斯	41.9	1.11%	L	none	禁止
巴西	39.9	1.27%	G	S	NA
意大利	33.5	1.35%	L	none	禁止
加拿大	27.2	1.59%	L	S	14 天
西班牙	21.9	1.21%	L	S, SCNT	14 天

① Matthews K, Morali D. National human embryo and embryoid research policies: A survey of 22 top research-intensive countries. *Regenerative Medicine*, 2020, 15(7): 1905-1917.

② G:非政府指南。GDP:国内生产总值。GERD:研发支出总额。L:国家法律或政府指南。NA:无适用的指南或法律。none:不允许进行人类胚胎研究。R:为研究而创建。R&D:研发。S:多余的体外受精胚胎。SCNT:体细胞核移植的胚胎。

续　表

国家	GERD (十亿美元)	GERD/GDP	政策	胚胎类型	发育限制
土耳其	21.7	0.96%	L	none	禁止
澳大利亚	21.2	1.88%	L	S	14 天
瑞士	18.9	3.37%	L	S	7 天
荷兰	18.6	1.99%	L	S, SCNT	14 天
瑞典	17.6	3.40%	L	S, R, SCNT	14 天
以色列	15.4	4.54%	L,G	S, R, SCNT	14 天
比利时	15.2	2.70%	L	S, R, SCNT	14 天
奥地利	15.0	3.16%	L	none	禁止

在表 2-1 中,研发支出总额和国内生产总值数据来自 2017 年〔澳大利亚(2015 年)、巴西(2016 年)和印度(2015 年)除外〕,以及美国国家科学委员会 2020 年科学和工程指标。美国联邦的《迪基—威克修正案》只禁止联邦资助制造或破坏人类胚胎的研究。美国的 14 天界限不是联邦政策或指南,而是由非政府组织——美国国家科学、工程和医学院制定的。以色列有一项法律禁止生殖性克隆,但没有涉及其他人类胚胎研究。此外,顶级投资者在研发上的支出介于 150 亿美元(奥地利)和 5490 亿美元(美国)之间,GERD/GDP 从 0.62%(印度)到 4.55%(韩国)。对于表 2-1 中的国家,政策按类型(法律、政府指南或资金限制)、允许用于研究的胚胎类型(多余的体外受精、为研究而创建、体细胞核移植或无)和限制(存在 14 天限制、7 天限制、禁止人类胚胎研究或无规定)进行分类。

在中国,2003 年 12 月 24 日,科技部和卫生部联合颁布了《人胚胎干细胞研究伦理指导原则》(下文简称《伦理指导原则》)。其中规定在中华人民共和国境内开展人类胚胎干细胞研究的任何研究人员和研究机构或部门,都应该遵循《伦理指导原则》。用于研究的人类胚胎干细胞只能通过下列方式获得:体外受精时多余的配子或囊胚,自然或自愿选择流产的胎儿细胞,体细胞核移植技术所获得的囊胚和单性分裂囊胚,自愿捐献的生殖细胞。《伦理指导原则》禁止生殖性克隆,允许治疗性克隆,用于人类胚胎干细胞研究的囊胚体外培养时间不得超过14天,禁止将人的生殖细胞与其他物种的生殖细胞结合。迄今为止,中国尚未更新这一《伦理指导原则》,也没有颁布新的有关人类胚胎干细胞研究的法律法规。

通过细胞核移植技术制造胚胎需要大量的人类卵子,但女性身上的卵子数量毕竟有限,而且从她们身上抽取卵子存在一定风险,会对女性的身体造成伤害。为了克服人类卵子不足的问题,2006年11月6日,英国纽卡斯尔大学和伦敦国王学院的两个研究小组向人类受精和胚胎学管理局(Human Fertilisation and Embryology Authority, HFEA)提出申请,建议在用体细胞核移植技术制造胚胎过程中,用动物卵子取代人类卵子,从中提取干细胞用于医学研究。这些人—动物胚胎是一种细胞质杂合胚胎,包含少量来自动物卵子的DNA。此项申请又引起了新的风波,因为这不仅涉及人类胚胎的道德地位问题,也涉及诸如动物权利、人类尊严等伦理问题。

反对者对此有道德厌恶感,认为这触犯了道德禁忌,会走向道德滑坡。他们提出人—动物胚胎是非自然的,跨越了物种界限,侵犯了人类尊严。而支持者提出,在体细胞核移植技术中使用动物卵子和人类卵子之间没有道德区别,这并未违背自然,只要这些胚胎不被植入女性体内,制造人—动物胚胎用于科学研究就是可以接受的,因为其潜在的研究利益远大于伦理问题和技术风险。HFEA决定在考虑这种研究的执照申请之前,咨询公众、利益团体和科学界的意见。经过数月的辩论,科学家和国会议员最终战胜宗教领袖和反堕胎主义/生命派(pro-life)的倡导者。2008年1月,HFEA批准英国纽卡斯尔大学和伦敦国王学院的两个研究小组以研究为目的制造人—动物胚胎的申请。英国成为全球少有的,有明确法律允许人—动物胚胎研究的国家。[①]

当 2006 年英国科学家计划制造人—动物胚胎用于研究时,事实上,这项研究早就被上海交通大学盛慧珍教授的研究小组实践过,但是其在伦理道德上却被质疑。英国在允许人类胚胎干细胞研究,允许使用动物卵子制造人—动物胚胎用于研究时,事先设定了界限,科学家只可以在界限内做他们想要做的研究。科学是把双刃剑,如果科学家在设定的界限内开展研究,科学会有利于人类。[②] 的确如此,科学研究需要设定界限,不是所有的科学家都能保持自律。2018 年11 月 26 日,世界首例基因编辑婴儿在中国深圳诞生,但这触犯了伦理道德红线,给这对婴儿、她们的子孙后代,以及人类群体带来不可估量的风险和危害,遭到国内外科学界、生命伦理学界等的强烈反对。[③]

在干细胞研究领域,干细胞治疗带来的伦理和监管问题也颇为棘手。中国的一些干细胞治疗诊所和公司,给国内外的患者提供未经证实的干细胞疗法,收取高额的费用,因此中国又成为国际批评的对象。如果说十多年前,这些干细胞治疗诊所和公司主要位于监管宽松或者监管缺失的发展中国家,比如中国和印度,但近些年来,这类诊所和公司在美国、澳大利亚、德国等发达国家也不断涌现。[④] 干细胞治疗乱象中的伦理和监管问题也引起了科学界、生命伦理学界和管理者等的关注和担心。本书将在第六、七章重点讨论这些问题。

随着干细胞科学的发展,干细胞研究领域又会产生新进展、新问题。2016 年,一个美国研究小组和一个英国研究小组分别证明,在体外培养 14 天以上的人类胚胎研究是可行的,但为了遵守本国的法

---

① 陈海丹. 伦理争论与科技治理:以英国胚胎和干细胞研究为例. 自然辩证法通讯, 2019, 41(12): 40-46.

② 访谈, Y Q, 2008 年 10 月 31 日。

③ Cyranoski D, Ledford H. Genome-edited baby claim provokes international outcry. *Nature*, 2018, 563(7733): 607-608.

④ Berger, I, Ahmad A, Bansal A, et al. Global distribution of businesses marketing stem cell-based interventions. *Cell Stem Cell*, 2016, 19(2): 158-162.

律和国际规范,它们没有将实验延续到 14 天之后。[①] 鉴于人类胚胎
培养的进步,这类研究有可能产生有益于生殖、发育的知识,改善人
类健康。近年来,相关专家开始重新审视人类胚胎研究的 14 天界限
和人类胚胎研究的政策问题。[②] 此外,科学家们在开展胚状体模型、
类器官、人—动物嵌合胚胎等研究时,大部分国家还未针对这些新兴研
究制定相应的规则。国际干细胞研究协会在 2021 年更新的《干细胞研
究和临床转化指南》[③]中,呼吁各国的学术界、资助者、监管者等,引导
公众参与讨论这些研究带来的科学意义及其伦理、社会问题。如果当
地的法律法规和政策允许这类研究,并能得到公众的广泛支持,建议成
立专门的科学和伦理委员会,对此类研究进行伦理审查和监管;建议对
人类胚胎和相关的干细胞研究的审查和监管进行分类管理(见表 2-2)。

表 2-2 《干细胞研究和临床转化指南》建议

类别 1	类别 2	类别 3
1A. 免于专业监管流程的审查: • 大部分体外多能干细胞研究 • 大部分体外类器官研究 • 将人类干细胞移植到已出生的动物宿主体内	2. 由专业监管流程审查: • 采集胚胎或配子制造胚胎,用于体外研究 • 在人类胚胎中建立细胞系 • 改造胚胎或配子的基因	3A. 禁止(当前不安全): • 可遗传的基因组编辑 • 将线粒体 DNA 改造后的胚胎(不包括线粒体移植技术)移植到子宫中

① Shahbazi M N, Jedrnsik A, Vuoristo S, et al. Self-organization of the human embryo in the absence of maternal tissues. *Nature Cell Biology*, 2016, 18(6):700-708; Deglincerti A, Croft G F, Pietila L N, et al. Self-organization of the invitro attached human embryo. *Nature*, 2016, 533(7602):251-254.

② Hyun I, Wilkerson A, Johnston J. Embryo policy: Revisit the 14-day rule. *Nature*, 2016, 533(7602):169-171; Hurlbut B J, Hyun J, Levine A D, et al. Revisiting the Warnock rule. *Nature Biotechnology*, 2017, 35(12):1029-1042; Appleby J B, Bredenoord A L. Should the 14-day rule for embryo research become the 28-day rule? *EMBO Molecular Medicine*, 2018, 10(9):e9437.

③ ISSCR. Guidelines for Stem Cell Research and Clinical Translation. Version 1.0. (2020-05-30)[2021-06-01]. https://www.isscr.org/guidelines.

类别 1	类别 2	类别 3
1B.通常无需专业监管流程审查,但需要报告: • 基于干细胞构建的非完整胚胎模型 • 嵌合胚胎的体外培养(人类细胞融合到非人类胚胎的情况) • 不用于受精或制造胚胎的体外配子培育	• 为研究而在体外培养人类胚胎,直至形成原条或控制在受精后 14 天内,以先发生者为准 • 将人类细胞移植到非人—动物胚胎并且在非人—动物子宫中孕育 • 基于干细胞构建的完整胚胎模型 • 将经过线粒体移植技术改造后的人类胚胎移植到人类子宫	• 把人类干细胞分化形成的配子用于生殖 3B.禁止(缺乏令人信服的科学依据或在伦理上令人担忧): • 孕育基于人类干细胞的胚胎模型 • 人类生殖性克隆 • 培育可能内含人类生殖细胞的人—动物嵌合体 • 将人—动物嵌合胚胎移植到人或猿的子宫 • 不论人类胚胎的来源,将其移入动物子宫

第三节　干细胞转化研究的扶持政策

一、国　际

干细胞在治疗各种难治性疾病和改善人类健康方面具有巨大潜力。一些国家和地区在大力资助干细胞研究。近年来,多国的资助政策偏向于支持干细胞转化研究,期望实现干细胞商业化,带来治疗和经济价值。比如,在美国,为了加快对医疗需求未得到满足的患者的治疗,加利福尼亚州于 2004 年通过 71 号提案(Proposition 71),即《加利福尼亚州干细胞研究和治疗法案》,建立再生医学研究所(CIRM),资助干细胞研究。CIRM 已为加利福尼亚州约 70 家机构的 1000 多个项目提供经费。2020 年,加利福尼亚州通过了 14 号提案,即《2020 年加利福尼亚州干细胞研究、治疗和治愈计划》,作为 71 号提案的延伸,将为 CIRM 继续提供 55 亿美元的资助,用于干细胞产品的研发。

在英国,医学研究理事会(Medical Research Council,MRC)资助了几个研究中心,包括专注于干细胞研究的再生医学中心。为了促进技术发展,转化干细胞研究委员会资助临床前干细胞研究或早期临床试验研究。为了使干细胞创新市场快速做好准备,自 2010 年以来,英国的创新机构:技术战略委员会(Technology Strategy Board,TSB)在"再生医学——用于更安全医学的干细胞"计划中,提供了 200 多万英镑用于干细胞研究,同时也提供其他再生医学基金,要求申请者提出上市计划和长期商业化计划。英国干细胞研究资助的战略目标是,通过学术机构的研究人员和产业之间的密切合作,加速将基础研究转化为创新的治疗产品。因此,英国政府建立了细胞和基因治疗弹射器等创新机构,改善人类健康和增加财富。[①]

日本利用其在诱导多能干细胞研究方面的优势,重点支持基于诱导多能干细胞的再生医学产品的开发和商业化。2015 年,建立日本医学研究开发署,整合国家医疗研发资金,包括再生医学等的研发资金。在政府的研究资助下,日本诱导多能干细胞研究网络于 2013 年建立,以促进学术界、工业界和政府之间的合作,完善临床研究基础设施,制定基于诱导多能干细胞的再生医学产品指南。[②] 和其他国家一样,日本政府给干细胞研究领域拨款也是期望实现干细胞的临床应用和产业化,从而促进经济增长。

---

① Gardner J, Webster A. Accelerating innovation in the creation of biovalue: The cell and gene therapy catapult. *Science*, *Technology*, *& Human Values*, 2017, 42(5):925-946.

② Azuma K, Yamanaka S. Recent policies that support clinical application of induced pluripotent stem cell-based regenerative therapies. *Regenerative Therapy*, 2016(4):36-47.

二、国 内

中国也是如此。为了在全球生命科学和生物技术市场中成为一个强劲的竞争者,中国在生物医学和生物技术研究领域中投资巨大。中国在干细胞与再生医学领域起步较早,通过"973 计划"、"863 计划"、国家重大科学研究计划、国家自然科学基金项目、中国科学院战略性先导科技专项等科技规划和项目,资助干细胞研究。早在 2001 年,科技部的"973 计划"就前瞻性地部署了两个干细胞研究重大项目,促进了我国干细胞研究的发展,为我国干细胞研究培养了一批优秀人才和创新团队,奠定了我国干细胞研究的基础。[①]

作为重要的国家级自然科学科研基金,国家自然科学基金一直在资助干细胞研究领域。比如,在 2008—2018 年,国家自然科学基金共资助 376 个机构,5300 个干细胞研究项目,资助总金额达到 23.61 亿元,资助数量和金额呈逐年上升趋势。从项目依托单位来看,中国科学院系统机构,其中包括中国科学院上海生命科学研究院、中国科学院动物研究所、中国科学院广州生物医药与健康研究院,处于领军地位;中国医学科学院系统也占据重要地位,我国干细胞研究的主力集中在高校及其附属医院。从项目依托单位所属地区分布来看,上海获批的项目数量(882 项)和经费(4.39 亿元)最多,其次是北京、广东和江苏,经费总额达到 12.94 亿元。由于各地的教育水平不平衡,从事干细胞研究的机构数量不同,资助地区分布也较不平衡。从项目学科分布来看,资助项目涉及最多的领域是肿瘤学(1352 项),其次是发育生物学与生殖生物学、生物力学与组织工程学、细胞生物学。从项目产出论文情况来看,论文数量平均增长率为

---

① Yuan W, Sipp D, Wang Z Z, et al. Stem cell science on the rise in China. *Cell Stem Cell*, 2012, 10(1):12-15.

47.86％,62.7％的论文发表在优质期刊。①

根据《国家中长期科技发展规划纲要(2006—2020 年)》(国发〔2005〕44 号)的部署和《国务院关于深化中央财政科技计划(专项、基金等)管理改革的方案》(国发〔2014〕64 号)的安排,自 2016 年起国家重点研发计划"干细胞及转化研究"试点专项启动。"干细胞及转化研究"被列入国家重点研发计划专项。截至 2020 年 12 月,该专项共资助 136 个项目,获批项目数量最多的 10 家单位如表 2-3 所示。截至 2019 年 12 月,获批金额最高的 10 家单位如表 2-4 所示。科技部于 2021 年 5 月发布了国家重点研发计划"干细胞研究与器官修复"重点专项申报指南,拟支持 17 个项目,拟安排国拨经费概算 4.4亿元。同时,拟支持 12 个青年项目,每个项目 500 万元。② 科技部于2022 年 2 月发布了"干细胞研究与器官修复"重点专项 2022 年度申报指南征求意见稿,拟支持 28 个项目,同时,拟支持 12 个青年项目。③ 可见,干细胞研究持续成为国家重点支持对象。

表 2-3 "干细胞及转化研究"专项资助获批项目数量统计

单位:项

序号	项目获批单位	获批项目数量
1	同济大学	12
2	中山大学	10
3	上海交通大学	10
4	中国科学院动物研究所	9
5	中国人民解放军第三军医大学	7
6	北京大学	6

① 杨宁,文奕,胡正银,等. 科研项目产出绩效评价研究——以干细胞科研领域为例. 科技管理研究, 2020, 40(9):53-59.
② 但截至 2022 年 3 月底,2021 年的具体立项和资助信息并未正式公布。
③ 科技部. 科技部最新发布:"干细胞研究与器官修复"定为 2022 年度重点专项项目. (2022-02-17)[2022-02-26]. https://new.qq.com/omn/20220218/20220218A01J7500.html.

序号	项目获批单位	获批项目数量
7	中国科学院广州生物医药与健康研究院	6
8	中国医学科学院基础医学研究所	5
9	复旦大学	5
10	四川大学	5

注:仅列出获批项目数量靠前的 10 家单位(截至 2020 年 12 月)。

表 2-4　"干细胞及转化研究"专项资助获批金额统计

单位:万元

序号	项目获批单位	获批金额
1	中国科学院动物研究所	22670
2	同济大学	21246
3	北京大学	17599
4	中山大学	15229
5	中国科学院广州生物医药与健康研究院	14311
6	中国科学院上海生命科学研究院	11601
7	上海交通大学	10939
8	浙江大学	9270
9	中国人民解放军总医院	7869
10	中国医学科学院基础医学研究所	7585

注:仅列出获批金额靠前的 10 家单位。2020 年拟立项项目公示中未公开具体财政经费,各单位获批金额总数仅为 2016—2019 年数据。

从 2016 年开始,国家各部委也纷纷推出支持干细胞临床研究和应用的政策,具体如表 2-5 所示。为了促进健康产业发展,增强我国干细胞转化应用的核心竞争力,多个"十三五"规划,比如《"十三五"国家科技创新规划》《"十三五"生物产业发展规划》《"十三五"生物科技创新专项规划》《"十三五"卫生与健康科技创新专项规划》《"十三五"健康产业科技创新专项规划》《"十三五"国家基础研究专项规划》,重点支持干细胞与再生医学研究,包括建设国家干细胞资源库、国家干细胞转化资源库共享服务平台;在多地,比如山东、江苏、广西、河北、云南、黑龙江的自贸试验区内,开展干细胞临床前沿医疗技术研究。最近几年,一些省市,比如云南、海南、北京、上海、广州、天津,发布了生物医药创新行动计划,打造干细胞和再生医学集群,并出台配套政策,推动干细胞产业的发展。2022年1月24日,国家发展改革委和商务部发布了《关于深圳建设中国特色社会主义先行示范区放宽市场准入若干特别措施的意见》。作为先行示范区,深圳将试点支持干细胞治疗等新型医疗产品的研发。[1] 自2020年初中国出现新冠肺炎疫情后,为应对疫情,干细胞疗法被国家列入"三药三方案",这也推动了干细胞新药的研发。[2]

表 2-5　中国各部委的干细胞研究支持政策

序号	发布时间	发布机构	政策法规	主要内容
1	2006-02-09	国务院	《国家中长期科学和技术发展规划纲要(2006-2020)年》	将"基于干细胞的人体组织工程技术"列入生物技术前沿领域;"发育与生殖研究"重大科学研究计划重点研究干细胞增殖、分化和调控,生殖细胞发生、成熟与受精,胚胎发育的调控机制,体细胞去分化和动物克隆机理,人体生殖功能的衰退与退行性病变的机制,辅助生殖与干细胞技术的安全和伦理等

---

① 国家发改委,商务部.关于深圳建设中国特色社会主义先行示范区放宽市场准入若干特别措施的意见.(2022-01-27)[2022-02-15]. https://www.ndrc.gov.cn/xxgk/zcfb/tz/202201/t20220126_1313250.html? code=&state=123.

② 汤红明,赵庆辉,何斌,等.关于推进干细胞产业化的思考——以医疗机构和企业为视角.中华医学科研管理杂志,2021,34(1):46-50.

续 表

序号	发布时间	发布机构	政策法规	主要内容
2	2012-05-14	科学技术部	《干细胞研究国家重大科学研究计划"十二五"专项规划》	力争在干细胞多能性维持与重编程的分子机制、干细胞与微环境的相互作用、干细胞定向分化与转分化、干细胞应用转化研究与关键性技术等方面取得突破,尤其应该重点支持未来干细胞临床和转化应用的核心技术
3	2016-07-28	国务院	《"十三五"国家科技创新规划》	干细胞及转化被列为战略性前瞻性重大科学问题;发展干细胞等引领产业变革的颠覆性技术;研发一批创新医药生物制品,构建具有国际竞争力的医药生物技术产业体系
4	2016-10-25	国务院	《"健康中国2030"规划纲要》	推进"干细胞与再生医学"等医学前沿技术的进步
5	2016-10-26	工业和信息化部、国家发展和改革委员会、科学技术部、商务部、国家卫生和计划生育委员会、国家食品药品监督管理总局等六部门	《医药工业发展规划指南》	支持基因测序、肿瘤免疫治疗、干细胞治疗等新型医学技术发展,完善行业准入政策,加强临床应用管理,推动各项技术适应临床需求,紧跟国际发展步伐
6	2016-12-20	国家发展和改革委员会	《"十三五"生物产业发展规划》	开展干细胞等的质量控制的溯源计量和标准研究;加速干细胞等生物治疗产品的创制和产业化

续　表

序号	发布时间	发布机构	政策法规	主要内容
7	2017-04-24	科学技术部	《"十三五"生物科技创新专项规划》	支撑生物医药重点领域发展,重点加强干细胞的应用基础研究和转化研究,强化干细胞、生物医用材料与组织工程的交叉融合,引导我国生物医用材料产业的技术升级和细胞治疗等新治疗手段的规范化临床应用
8	2017-05-16	科学技术部、国家卫生和计划生育委员会、国家体育总局、国家食品药品监督管理总局、国家中医药管理局、中央军委后勤保障部	《"十三五"卫生与健康科技创新专项规划》	在重点任务中,加强干细胞和再生医学的应用基础研究。开展胚胎干细胞、诱导多能干细胞和成体干细胞等干细胞定向诱导分化、规模化培养等基础与临床研究,以有效性、安全性和可控性为导向实现组织与器官再生,改善或恢复损伤组织和器官的功能
9	2017-05-26	科学技术部、国家发展和改革委员会、工业和信息化部、国家卫生和计划生育委员会、国家体育总局、国家食品药品监督管理总局	《"十三五"健康产业科技创新专项规划》	在以精准化为重点方向的新型诊疗服务中,重点攻克干细胞和再生医学等关键技术。深入开展干细胞、生物材料、组织工程、生物人工器官,以及干细胞与疾病发生等方面的应用研究和转化开发,获得能够调控干细胞增殖、分化和功能的关键技术,利用干细胞体内外分化特性,结合智能生物材料、组织工程、胚胎工程,实现神经、肝脏、肾脏、生殖系统等组织器官再造,加快临床应用

序号	发布时间	发布机构	政策法规	主要内容
10	2017-05-31	科学技术部、教育部、中国科学院、国家自然科学基金委员会	《"十三五"国家基础研究专项规划》	加强干细胞及转化研究等战略性前瞻性重大科学问题研究,以增强我国干细胞转化应用的核心竞争力为目标,以我国多发的神经、血液、心血管、生殖等系统和肝、肾、胰等器官的重大疾病治疗为需求牵引,重点部署多能干细胞建立与干性维持,组织干细胞的获得、功能和调控,干细胞的定向分化及细胞转分化,干细胞移植后体内功能的建立与调控,基于干细胞的组织和器官功能再造,干细胞资源库建立,利用动物模型的干细胞临床前评估等干细胞临床研究
11	2018-01-17	国家知识产权局	《知识产权重点支持产业目录(2018年本)》	在重点支持的健康产业中,支持重要疾病防控与精准医学,其中包括干细胞与再生医学
12	2018-11-07	国务院	《关于支持自由贸易试验区深化改革创新若干措施的通知》	自贸试验区内医疗机构可根据自身的技术能力,按照有关规定开展干细胞临床前沿医疗技术研究项目
13	2019-06-05	科学技术部、财政部	《关于发布国家科技资源共享服务平台优化调整名单的通知》	建设国家干细胞资源库、国家干细胞转化资源库共享服务平台
14	2019-08-02	国务院	《关于印发6个新设自由贸易试验区总体方案的通知》	在山东、江苏、广西、河北、云南、黑龙江的自贸试验区内,医疗机构可按有关规定开展干细胞临床前沿医疗技术研究,建立项目备案绿色通道

续　表

序号	发布时间	发布机构	政策法规	主要内容
15	2019-08-28	21个部门	《促进健康产业高质量发展行动纲要（2019-2022年）》	加快新一代基因测序、肿瘤免疫治疗、干细胞与再生医学等关键技术的研究和转化,推动重大疾病的早期筛查、个体化治疗等精准化应用解决方案和决策支持系统应用
16	2019-12-01	国务院	《长江三角洲区域一体化发展规划纲要》	面向量子信息、类脑芯片、干细胞治疗等八大领域,加快培育布局一批未来产业
17	2020-01-21	科学技术部、国家发展和改革委员会、教育部、中国科学院、国家自然科学基金委员会	《加强"从0到1"基础研究工作方案》	在重大专项和重点研发计划中突出支持基础研究重点领域原创方向,持续支持量子科学、脑科学、纳米科学、干细胞、合成生物学等重点领域
18	2020-09-21	国务院	《关于印发北京、湖南、安徽自由贸易试验区总体方案及浙江自由贸易试验区扩展区域方案的通知》	推动创新驱动发展,支持开展免疫细胞、干细胞等临床前沿医疗技术研究项目
19	2020-09-29	国家药品监督管理局	《关于推动我国细胞产业高质量发展的提案》答复的函	国家药品监督管理局将与国家卫生健康委密切配合,按照各自的职责,规范细胞治疗研究秩序与鼓励技术创新并重,通过建立有效运行的监管体系,完善相关管理制度和技术标准,规范细胞治疗的研发行为,促进细胞治疗科研成果向临床转化,为我国细胞治疗领域健康发展营造良好环境

续　表

序号	发布时间	发布机构	政策法规	主要内容
20	2021-02-09	国家卫生健康委员会	《对十三届全国人大三次会议第4371号建议的答复》	干细胞、免疫细胞等细胞制剂具有明显的药品属性。国家药品监管部门已经为相关制剂通过药品审批制定配套政策,审批后可以迅速广泛应用,既有利于保障医疗质量安全,又有利于产业化、高质量发展
21	2022-01-30	工业和信息化部、国家发展和改革委员会、科学技术部、商务部、国家卫生健康委员会、应急管理部、国家医疗保障局、国家药品监督管理局、国家中医药管理局	《"十四五"医药工业发展规划》	重点发展免疫细胞治疗、干细胞治疗、基因治疗产品等生物药

从干细胞专利上看,中国的专利申请起步较晚,专利申请的潜伏期(1990—2000 年)、萌芽期(2001—2014 年)和生长期(2015 年至今)均晚于全球十年左右。好在 2015 年干细胞监管政策明确后,中国干细胞专利申请快速增长。在干细胞专利申请量方面,美国位居全球首位,中国紧随其后。近十年,国内获得授权的机构主要位于北京(4 家)和上海(3 家),大部分为科研院校(8 家),上市公司只有 2 家。中国和其他国家都重点关注间充质干细胞和多能干细胞,但是侧重点有所不同,中国关注神经干细胞和肿瘤干细胞,而其他国家则

更关注造血干细胞和干细胞制药。[①]

第四节　干细胞临床研究和产业发展状况

一、国　际

在过去十多年中，干细胞临床试验在全球发展迅速。截至 2022 年 1 月，已有 8000 多项干细胞临床试验在美国国立卫生研究院的 ClinicalTrials.gov(临床研究登记系统)上注册，其中大多数处于 Ⅰ 期或 Ⅱ 期。这些临床试验使用了各种干细胞类型，比如间充质干细胞、诱导多能干细胞和人类胚胎干细胞。尽管在科学文献中，间充质干细胞的意义及其定义的生物标志物存在争议，[②]也有研究者建议称之为间充基质细胞(mesenchymal stromal cells)，[③]间充质干细胞还是引起了很多科学家的兴趣，已经成为干细胞临床试验的常用细胞类型。

有一项研究统计了 2004—2018 年，在 ClinicalTrials.gov 上登记的间充质干细胞临床试验。研究者发现这些临床试验大部分处于 Ⅰ 期和 Ⅱ 期，从 2006 年到 2012 年数量持续增加，但此后趋于平稳，2018 年开始减少。他们不确定为何会出现这个趋势，可能是因为证明间充质干细胞有效性的临床试验有限；这些临床试验最常见的疾

① 蒋君，刘晓婷，肖宇锋. 全球与中国干细胞专利发展态势对比分析. 竞争情报，2020，16(2)：25-33.

② Kabat M, Bobkov I, Kunar S, et al. Trends in mesenchymal stem cell clinical trials 2004—2018: Is efficacy optimal in a narrow dose range? *Stem Cells Translational Medicine*，2020,9(1):17-27;Caplan A I. Mesenchymal stem cells: Time to change the name! *Stem Cells Translational Medicine*,2017, 6(6):1445-1451;Mastrolia I, Foppiani E M, Murgia A, et al. Challenges in clinical development of mesenchymal stromal/stem cells: Concise review. *Stem Cells Translational Medicine*, 2019, 8(11):1135-1148.

③ Caplan A I. Mesenchymal stem cells: Time to change the name! *Stem Cells Translational Medicine*, 2017, 6(6):1445-1451.

病适应证是神经系统疾病(脊髓损伤、多发性硬化症、肌萎缩侧索硬化、中风等)、骨关节疾病(骨关节炎、类风湿性关节炎、股骨头坏死等)、心血管疾病、移植物抗宿主病;间充质干细胞主要来源于骨髓、脐带、脂肪和胎盘组织,最常见的给药方式是静脉注射。[①]

另外,虽然间充质干细胞产品临床试验的数目较大,但是失败的例子也不少。比如,溃疡性结肠炎、心脏修复、急性肾损伤、缺血性中风、危重肢体缺血等间充质干细胞临床试验或失败或被终止;一些临床试验失败的原因,可能是缺乏足够的科学数据来支撑必要的临床效益,也可能是在临床Ⅲ期或Ⅳ期研究中,人类疾病的异质性往往会削弱早期试验中呈现的临床效益。[②] 哪怕是相对成功的干细胞临床试验,最后能否被批准上市,或者上市后能否进入临床使用都是未知的。

以全球首个干细胞药物 Prochymal 为例。2009 年 5 月,美国奥西里斯治疗公司(Osiris Therapeutics,Inc.)完成了全球最早的异基因骨髓间充质干细胞治疗类固醇难治性急性移植物抗宿主病(GVHD)的Ⅲ期试验。基于这项研究,加拿大卫生部通过"符合条件的通知",于 2012 年 5 月批准 Prochymal 治疗儿童急性 GVHD,该通知允许某些药物在没有完整疗效数据的情况下进入市场,但上市后需要更严格的监督。[③] Prochymal 可能是第一个被有条件许可批准的创新性干细胞药物,然而截至 2018 年,在加拿大卫生部批准 Prochymal 上市 6 年后,奥西里斯尚未在加拿大销售 Prochymal,原因是这个药价格昂贵,无法报销。[④]

---

① Kabat M, Bobkov I, Kumar S, et al. Trends in mesenchymal stem cell clinical trials 2004—2018: Is efficacy optimal in a narrow dose range? *Stem Cells Translational Medicine*, 2020,9(1):17-27.

② Trounson A, McDonald C. Stem cell therapies in clinical trials: Progress and challenges. *Cell Stem Cell*, 2015, 17(1):11-22.

③ Reicin C, McMahon E, Chung C. Stem cell therapy regulation in Canada: Implications of the Prochymal approval. *Westlaw Journal*, 2012(28):1-4.

④ Galipeau J, SensébéL. Mesenchymal stromal cells: Clinical challenges and therapeutic opportunities. *Cell Stem Cell*, 2018(22):824-833.

和成体干细胞相比,人类胚胎干细胞和诱导多能干细胞潜能更大。在过去几年,一部分人类胚胎干细胞研究已进入早期临床试验,但其潜在的致瘤风险和临床效果还有待进一步研究。从 2006 年诱导多能干细胞进入人们的视野之后,无数研究者致力于诱导多能干细胞研究。2014 年 9 月,日本 RIKEN 发育生物学中心高桥雅代(Masayo Takahashi)博士的团队在全球首次将自体诱导多能干细胞分化产生的单层视网膜色素上皮用于治疗一位老年性黄斑变性的患者,经过 25 个月的随访和持续研究,其里程碑式的研究于 2017 年发表在《新英格兰医学杂志》。[①]

但是,诱导多能干细胞产品研发的进展没有人们想象中那么快。虽然全球有 200 多家公司直接或间接使用诱导多能干细胞,但仅有少数公司从事诱导多能干细胞产品研发。目前大量的诱导多能干细胞临床试验只是评估这类细胞,而将其移植到人体中的临床试验却很少。[②] 总之,基于人类胚胎干细胞和诱导多能干细胞的细胞疗法仍需要大量研究,克服其中的多重障碍,证明其安全性和有效性,同时也需要良好的监管环境、充足的资源来实现临床应用。[③]

然而,关于全球干细胞产业市场分析的报道却呈现了一片大好的形势。比如,美国市场研究公司——大观研究公司(Grand View Research,Inc.)发布的调查报告显示,全球干细胞市场在 2020 年创造了 93.8 亿美元的收入,预计其后将以 8.8％的复合年增长率增长,

---

① Mandai M, Watanab A, Kurimoto Y, et al. Autologous induced stem-cell-derived retinal cells for macular degeneration. *The New England Journal of Medicine*, 2017, 316(1):1038-1046.

② Kim J Y, Nam Y, Rim Y A, et al. Review of the current trends in clinical trials involving induced pluripotent stem cells. *Stem Cell Reviews and Reports*, 2022, 18(1):142-154.

③ Ilic D, Devito L, Miere C, et al. Human embryonic and induced pluripotent stem cells in clinical trials. *British Medical Bulletin*, 2015, 116(1):19-27.

其中成体干细胞细分市场在 2020 年占据了 85.7% 的市场。[1] 虽然大量的资本已投入干细胞临床前研究和临床试验,但是取得的成果却很有限。目前,只有十余个以干细胞为基础的产品已经提供了足够的科学证据和临床效益,被批准上市。这些产品大多为基于间充质干细胞的产品,分布于美国、欧盟、加拿大、韩国、日本等地(见表 2-6)。

表 2-6　全球已上市干细胞药物[2]

获批国家/地区	首次获批时间	商品名(公司)	细胞来源
欧盟、美国	2009 年 10 月	ChondroCelect(比利时 TiGenix)	自体软骨细胞
美国、加拿大、新西兰	2009 年 12 月	Prochymal(美国 Osiris)	人异基因骨髓来源间充质干细胞
澳大利亚	2010 年 7 月	MPC(澳大利亚 Mesoblast)	自体间充质前体细胞
韩国	2011 年 7 月	Hearticellgram-AMI(韩国 FCB-Pharmicell Co.,Ltd.)	自体骨髓间充质干细胞
美国	2011 年 11 月	Hemacord(纽约血液中心)	脐带血造血祖细胞
韩国、美国	2012 年 1 月	Cartistem(韩国 Medipost Co.,Ltd.)	脐带血来源间充质干细胞
韩国	2012 年 1 月	Cuepistem(韩国 Anterogen Co.,Ltd.)	自体脂肪来源间充质干细胞
美国	2012 年 7 月	Multistem(美国 Athersys)	异体骨髓来源间充质干细胞
韩国	2014 年 7 月	NeuroNATA-R(韩国 Corestem,Inc.)	自体骨髓间充质干细胞
欧盟	2015 年 2 月	Holoclar(意大利 Chiesi Farmaceutici)	自体人角膜缘上皮细胞
日本	2016 年 2 月	Temcell(日本 JCR Pharmaceuticals Co.,Ltd.)	异体骨髓来源间充质干细胞

---

① Grand View Research. Market analysis report. (2021-08-04)[2022-02-26]. https://www.grandviewresearch.com/industry-analysis/stem-cells-market.

② 何萍,程涛,郝莎. 干细胞临床研究的现状及展望. 中国医药生物技术,2020,15(3):290-294.

续　表

获批国家/ 地区	首次获批 时间	商品名(公司)	细胞来源
印度	2016 年 3 月	Stempeucel®(印度 Stempeutics Research)	异体骨髓间充质干细胞
美国	2016 年 12 月	Maci(美国 Vericel)	自体软骨细胞
欧盟	2018 年 03 月	Alofisel(比利时 TiGenix/武田制药)	异体脂肪间充质干细胞

二、国　内

　　中国干细胞研究的一个重要推动力是临床转化和开发,以满足 14 亿人口的医疗需求。[①] 国家食品药品监督管理总局药品评审中心官网的数据显示,自 2004 年以来,药品评审中心共受理了 10 项干细胞新药临床申请(见表 2-7),其中"脐带血巨核系祖细胞注射液/血小板减少症""脐带血红系祖细胞注射液/造血支持""骨髓间充质干细胞注射液/心肌缺血""骨髓原始间充质干细胞/GVHD""间充质干细胞心梗注射液"获批开展临床试验。由于相关监管、标准不明确,这些临床试验的审批曾一度被搁置。

表 2-7　国家药品审批中心受理的干细胞制剂[②]

受理号	药品名称	来源	承办日期	备注
CXSL1300090	注射用人脐带间充质干细胞	异体	2014-03-14	受理
CXSL1300091	注射用人脐带间充质干细胞	异体	2014-03-14	受理
CXSL1200056	脐带间充质干细胞抗肝纤维化注射液	异体	2013-08-02	受理

---

　　① Yuan W, Sipp D, Wang Z Z, et al. Stem cell science on the rise in China. *Cell Stem Cell*, 2012, 10(1):12-15.

　　② 张磊,韩之波. 间充质干细胞药物开发策略//韩忠朝,李宗金,韩之波. 间充质干细胞基础与临床(第二版). 北京:科学出版社. 2018:288.

受理号	药品名称	来源	承办日期	备注
CXSL1000057	脐带间充质干细胞抗肝纤维化注射液	异体	2011-10-25	受理
CXSL1600082	人牙髓间充质干细胞注射液	异体	2016-09-26	撤回
CXSL1300001	人脐带间充质干细胞注射液	异体	2013-03-07	受理
CXSL0600068	脐带间充质干细胞注射液	异体	2007-02-07	受理
CXSL0500073	间充质干细胞肝纤维化注射液	异体	2005-12-23	受理
X0408234	间充质干细胞心梗注射液	异体	2005-01-05	I/II临床
X0400586	骨髓原始间充质干细胞/GVHD	异体	2004-10-10	I/II临床
X0407487	骨髓间充质干细胞注射液/心肌缺血	异体	2004-12-11	I/II临床
X0404119	脐带血红系祖细胞注射液/造血支持	异体	2004-08-01	I/II临床
X0404120	脐带血巨核系祖细胞注射液/血小板减少症	异体	2004-07-29	I/II临床

　　直到 2015 年,国家卫生计生委与食品药品监管总局颁布了《干细胞临床研究管理办法(试行)》和《干细胞制剂质量控制及临床前研究指导原则(试行)》,我国开始实施干细胞临床研究备案管理制度。2017 年,国家食品药品监督管理总局发布了《细胞治疗产品研究与评价技术指导原则(试行)》,2018 年开始重新受理干细胞产品的临床试验。目前,我国干细胞临床研究按照"类双轨制"的方法开展,其中一轨是按药物临床试验审批,另一轨是按临床研究备案制进行。如果临床研究积累了足够有效的数据,可以用这些数据申请药物审批。[①]

　　在干细胞临床研究备案方面,截至 2021 年 12 月,我国批准的干细胞临床研究备案机构共 133 家,其中包括 111 家医疗机构,22 家军

---

　　① 关于国内干细胞临床研究政策的演变,请参见第三章。

队系统的医院。从分布地区来看,北京(19家)、广东(15家)、上海(15家)的干细胞临床研究备案机构数位于前三;这三个省市的备案机构数占全国总数的 36.84%。其他地区,如浙江(8家)、湖北(7家)、山东(7家)、云南(7家)、江苏(6家)、重庆(5家)紧随其后,和排名前三的省市有一定差距。干细胞临床研究备案机构提交的备案项目共112个,涉及的疾病治疗领域有十多个,其中以神经系统疾病、妇产科疾病、免疫系统疾病、呼吸系统疾病为主;主要使用成体干细胞,其中间充质干细胞占比最大,人类胚胎干细胞占比很小。[①]

在干细胞临床试验方面,国家食品药品监督管理总局药品评审中心公示的信息显示,自2018年开始受理以来到2021年12月,药品评审中心受理的干细胞药物共32个,受理数逐年增长,尤其是随着2020年国家干细胞临床转化相关的监管政策明朗后,2021年的受理数达到14个。在受理的干细胞药物中,大部分使用间充质干细胞,包括人脐带间充质干细胞、骨髓和脂肪来源的间充质干细胞。近两年,人类胚胎干细胞和诱导多能干细胞来源的多能干细胞产品开始涌现。干细胞药物的适应证除了移植物抗宿主病、膝骨关节炎,还有急性呼吸窘迫综合征、肛周瘘、银屑病、特发性肺纤维化、肝衰竭等(见表2-8)。由此可见,中国干细胞临床研究在干细胞来源、适应证、给药途径等选择上和其他国家很相似。

与美国等干细胞研发强国相比,中国在新药审评审批、新药医保等方面有所不同,而且在新药研发中,企业介入不足。总体上,中国干细胞产业有一定基础,处于产业链上游的干细胞采集和存储业务相对比较成熟,在国家层面设立了7家脐带血造血干细胞库,国内大部分地区建立了省市级成体干细胞库,一些企业也建立了具有一定存储规模的脐带血干细胞库。而产业链的中游(干细胞技术及药品

---

① 前瞻产业研究院. 2022年中国干细胞医疗产业全景图谱.(2022-02-19)[2022-02-26]. https://t.qianzhan.com/caijing/detail/220107-08257a86.html.

研发)和下游(干细胞治疗和应用)相对比较薄弱,干细胞临床转化和产业化的进展缓慢,除了传统的用造血干细胞移植治疗血液疾病,中国目前还没有正式批准上市的干细胞产品。①

---

① 汤红明,赵庆辉,何斌,等. 关于推进干细胞产业化的思考——以医疗机构和企业为视角.中华医学科研管理杂志,2021,34(1):46-50.

表 2-8 中国干细胞药物受理情况

序号	受理号	药品名称	适应证	申报单位	受理时间	批准临床时间	备注
1	CXSL2101489	人 iPSC 来源心肌细胞注射液	—	南京艾尔普再生医学科技有限公司	2021-12-17	—	iPSC 来源,诱导分化细胞
2	CXSL2101456	人羊膜上皮干细胞注射液	移植物抗宿主病	上海赛傲生物技术有限公司	2021-11-30	2022-02-15	围产期组织羊膜来源
3	CXSL2101443	CAStem 细胞注射液	急性呼吸窘迫综合征(ARDS)	北京泽辉辰星生物科技有限公司	2021-11-24	2022-02-15	ESC 来源,诱导分化细胞
4	CXSL2101334	CG－BM1 异体人骨髓间充质干细胞注射液	急性呼吸窘迫综合征(ARDS)	广州赛隽生物科技有限公司	2021-09-26	2021-12-08	成人骨髓来源
5	CXSL2101296	人脐带间充质干细胞注射液	特发性肺纤维化	上海莱馥医疗科技有限公司	2021-09-02	2021-11-18	围产期组织脐带来源
6	CXSL2101297	异体人源脂肪间充质干细胞注射液	复杂肛周瘘	江苏得康生物科技有限公司	2021-08-31	2021-11-18	成人脂肪来源
7	CXSL2101224	ELPIS 人脐带间充质干细胞注射液	中、重度慢性斑块型银屑病	华夏源细胞工程集团股份有限公司	2021-07-30	2021-10-26	围产期组织脐带来源

续　表

序号	受理号	药品名称	适应证	申报单位	受理时间	批准临床时间	备注
8	CXSL2101179	人脐带间充质干细胞注射液	膝骨关节炎	广州赛莱拉干细胞科技股份有限公司	2021-07-15	2021-09-26	国产期组织脐带来源
9	CXSB2101025	人脐带间充质干细胞注射液	激素治疗失败的急性移植物抗宿主病	铂生卓越生物科技(北京)有限公司	2021-07-06	2020-08-03	国产期组织脐带来源,补充申请
10	CXSL2101146	人脐带间充质干细胞注射液	—	上海慧存医疗科技有限公司	2021-06-25	—	国产期组织脐带来源
11	CXSL2101001	宫血间充质干细胞注射液	特发性肺纤维化	浙江生创精准医疗科技有限公司	2021-03-03	2021-05-27	成人宫血来源
12	CXSL2100091	REGEND001细胞自体回输制剂	肺弥散功能障碍的慢性阻塞性肺疾病	江西省仙荷医学科技有限公司	2021-03-12	2021-06-04	自体细胞
13	CXSL2100056	注射用间充质干细胞	急性呼吸窘迫综合征	天津昂赛细胞基因工程有限公司	2021-02-11	2021-04-21	国产期组织脐带来源
14	CXSL2100023	异体内皮祖细胞(EPCs)注射液	—	呈诺再生医学科技(珠海横琴新区)有限公司	2021-01-20	—	iPSC来源,诱导分化细胞
15	CXSL2000335	注射用间充质干细胞(脐带)	慢加急性(亚急性)肝衰竭	天津昂赛细胞基因工程有限公司	2020-11-28	2021-02-10	国产期组织脐带来源

续 表

序号	受理号	药品名称	适应证	申报单位	受理时间	批准临床时间	备注
16	JXSL2000198	异体人骨髓间充质前体细胞注射液	—	天士力医药集团股份有限公司	2020-11-07	—	成人骨髓来源,国外引进
17	CXSL2000299	CRISPR/Cas9基因修饰BCL11A红系增强子的自体CD34＋造血干祖细胞注射液	输血依赖型β地中海贫血	广州辑因医疗科技有限公司	2020-10-27	2021-01-18	自体造血干细胞,基因编辑产品
18	CXSB2000045	人脐带间充质干细胞注射液	激素耐药的急性移植物抗宿主病	铂生卓越生物科技(北京)有限公司	2020-08-28	2020-10-01	围产期组织脐带来源,补充申请
19	CXSL2000128	脐带间质干细胞	难治性系统性红斑狼疮	深圳市北科生物科技有限公司	2020-06-04	—	围产期组织脐带来源
20	CXSL2000067	M-021001细胞注射液	半月板损伤	北京泽辉辰星生物科技有限公司	2020-04-21	2021-09-26	ESC来源,诱导分化细胞
21	CXSL2000005	人脐带间充质干细胞注射液	类风湿关节炎	北京贝来生物科技有限公司	2020-01-11	2020-04-13	围产期组织脐带来源

续　表

序号	受理号	药品名称	适应证	申报单位	受理时间	批准临床时间	备注
22	JXSL1900126	缺血耐受人同种异体骨髓间充质干细胞	缺血性脑卒中	Stemedica Cell Technologies, Inc./九芝堂美科（北京）细胞技术有限公司	2019-11-21	2020-02-19	成人骨髓来源，进口药临床试验
23	CXSL1900124	人脐带间充质干细胞注射液	激素治疗失败的急性移植物抗宿主病	铂生卓越生物科技（北京）有限公司	2019-11-07	2020-02-03	围产期组织脐带来源
24	CXSL1900075	自体人源脂肪间充质祖细胞注射液	膝骨关节炎	西比曼生物科技（上海）有限公司 无锡赛比曼生物科技有限公司	2019-07-10	2019-09-25	自体脂肪组织来源
25	CXSL1900019	REGEND001细胞自体回输制剂	早、中期特发性肺纤维化	江西省仙荷医学科技有限公司	2019-03-07	2020-07-15	自体支气管基底层细胞
26	CXSL1900016	人脐带间充质干细胞注射液	膝骨关节炎	上海爱萨尔生物科技有限公司	2019-02-28	2019-05-18	围产期组织脐带来源
27	CXSB1900004	人原始间充质干细胞	移植物抗宿主病GVHD	天津麦迪森再生医学科学有限公司	2019-02-12	2020-07-28	静脉给药，骨髓来源
28	CXSL1700188	人脐带间充质干细胞注射液	溃疡性结肠炎	青岛奥克生物开发有限公司	2018-12-05	2020-07-15	围产期组织脐带来源

续 表

序号	受理号	药品名称	适应证	申报单位	受理时间	批准临床时间	备注
29	CXSL1800117	人胎盘间充质干细胞凝胶	糖尿病足溃疡	北京汉氏联合生物技术股份有限公司	2018-11-23	2019-02-19	围产期组织胎盘来源,外用干细胞产品
30	CXSL1800109	CBM-ALAM.1异体人源脂肪间充质组细胞注射液	膝骨关节炎	上海赛比曼有限公司/无锡赛比曼生物科技有限公司	2018-11-07	2019-01-16	成人脂肪组织来源
31	CXSL1800101	注射用间充质干细胞(脐带)	难治性急性 GVHD	天津昂赛细胞基因工程有限公司	2018-09-30	2020-04-27	围产期组织脐带来源
32	CXSL1700137	人牙髓间充质干细胞注射液	慢性牙周炎	北京三有利和泽生物科技有限公司	2018-06-07	2020-08-14	成人牙髓组织来源

注:以上信息来自国家药品审评中心官网。

　　1998 年,人类胚胎干细胞的成功分离引发了全球干细胞研究热,同时,这也触发了关于人类胚胎道德地位问题的争论。站在不同的道德、宗教、文化、政治立场,很难分清孰是孰非。英国率先采取了科学实用主义的方法,将人类胚胎研究限定在受精卵发育的 14 天之内,并以法律措施进行监管,使英国在干细胞领域占据全球领先地位。出于不同的历史、文化、宗教等原因,有的国家,包括中国,接受了人类胚胎研究的 14 天界限原则,有的国家则采取了不同的原则,全球形成了多样化的人类胚胎干细胞研究政策,有的相对宽松、有的较为严格,有的介于两者之间。干细胞研究在不断发展,新的科学突破也挑战了已有的伦理观念、治理框架,因此,各国需要持续的讨论、协商,最终制定合理的政策法规。

　　随着全球老龄化高峰期的到来,可供移植的器官紧缺,需要应对的疾病增多,全球急需干细胞研究领域的技术创新和治疗方法。目前,各国的干细胞研究资助政策都要求研究者实现干细胞研究的商业化,这样的要求已成惯例,但可能不太现实,因为干细胞转化研究需要大量的时间和资金投入。[①] 由于转化研究中的鸿沟和创新的挑战,干细胞转化研究总体上进展缓慢且烦琐。[②] 近年来,中国也鼓励干细胞转化研究,无论在地区层面上,还是在国家层面上都给予了扶持政策。和全球的发展趋势一致,中国的干细胞临床研究主要选择成体干细胞,尤其是间充质干细胞,但在研究进展上,中国还没有干细胞药物进入临床Ⅲ期或被批准上市,已落后于美国、英国、日本等国家。其中的原因除了干细胞研究本身的复杂性和艰巨性,也和中国干细胞临床研究的监管政策有关,下一章将具体介绍中国政策的演变过程,及其对干细胞研究的影响。

[①] Burningham S, Ollenberger A, Caulfield T. Commercialization and stem cell research: A review of emerging issues. *Stem Cells and Development*, 2013, 22(Suppl): 80-84.

[②] Gardner J, Webster A. The social management of biomedical novelty: Facilitating translation in regenerative medicine. *Social Science & Medicine*, 2016 (156): 90-97; Gardner J, Webster A. Accelerating innovation in the creation of biovalue: The Cell and Gene Therapy Catapult. *Science, Technology, & Human Values*, 2017, 42(5): 925-946.

第三章　干细胞临床研究:政策演变

干细胞本身具有新颖性、复杂性和不确定性,这给干细胞制剂和产品的定义和监管带来了极大挑战。中国对于干细胞临床研究的治理曾出现过多次政策变动。本章将中国干细胞临床研究的政策演变过程分为四个阶段,先简要概述每个阶段的关键政策,再重点介绍第二、三阶段中的政策争议,尤其是干细胞作为药品还是临床技术的争论,及其对干细胞临床研究和应用的影响,最后从全球视角,结合美国、欧盟、日本的干细胞临床转化政策,总结中国政策的特点。①

第一节　政策演变概览

关于中国干细胞产品临床研究的政策制定最早可以追溯至1993年,其中确定把人的体细胞作为药品进行监管。从1993年至今,关于体细胞治疗研究的政策,包括干细胞产品的临床研究政策几经波折,其间管理机构也发生了一些变动。比如,2013年,曾主管卫生工作的中华人民共和国卫生部和国家人口和计划生育委员会整合,组

---

① 本章部分内容源自:陈海丹. 干细胞临床研究政策回顾和展望. 自然辩证法通讯,2018,40(3):81-86.

建了国家卫生和计划生育委员会。2018 年,国家卫生和计划生育委员会和其他机构合并改组,设立国家卫生健康委员会。我国的食品药品监管部门也发生了多次变动。2003 年,我国在国家药品监督管理局(1998 年成立)的基础上,组建了国家食品药品监督管理局。2013年,国家食品药品监督管理局和其他部门整合成立国家食品药品监督管理总局。2018 年,我国组建了国家药品监督管理局,由国家市场监督管理总局管理,不再保留国家食品药品监督管理总局(见图3-1)。①

图 3-1　国家药品监督管理局发展史

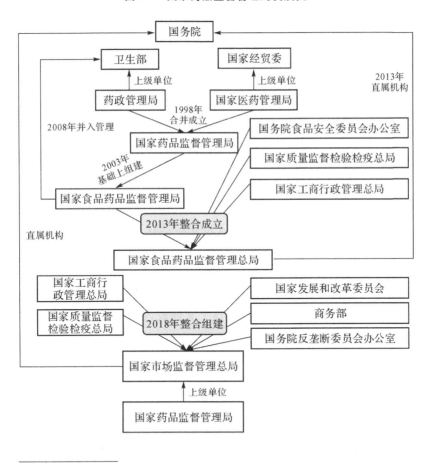

　　① 比如,国家食品药品监督管理局自 1998 年以来就发生了多次变动。流觞曲水.
CFDA 变 NMPA:国家药品监督管理局发展史.(2021-08-10)[2022-02-26]. https://
zhuanlan. zhihu. com/p/55425137 2021.

中国一直在探索制定新的管理办法,期望借此推动干细胞产品尽早上市,既解决未满足的医疗需求,又能在国际上取得领先地位。然而,这些尝试最终没有取得理想的效果。2017年,中国又重新选择了将干细胞作为药品的管理办法。我国干细胞临床研究的政策演变过程大体可分为以下四个阶段。

第一阶段:1993—2003年。

1993年,卫生部药政管理局颁布了《人的体细胞治疗及基因治疗临床研究质控要点》,将体细胞治疗和基因治疗的临床研究纳入《中华人民共和国药品管理法》的法制化管理范围。这是我国首次将体细胞制剂按照新药进行审评和管理。1999年,国家药品监督管理局颁布了《新生物制品审批办法》(局令第3号),明确体细胞治疗和基因治疗按照新生物制品进行研制和审批。2003年,国家食品药品监督管理局颁布了《人体细胞治疗研究和制剂质量控制技术指导原则》,对体细胞的采集、分离和检定,体细胞的体外操作,体细胞制剂的检定与质量控制,体细胞治疗的临床前试验、临床试验方案提出了技术指导原则。其中将体细胞治疗定义为"应用人的自体、同种异体或异种(非人体)的体细胞,经体外操作后回输(或植入)人体的治疗方法。这种体外操作包括细胞在体外的传代、扩增、筛选以及药物或其他能改变细胞生物学行为的处理"。虽然定义中未提及"干细胞",但可以解读为涵盖干细胞治疗。这个文件成为2003年之后,我国科研机构在干细胞新药临床试验中参考的技术指导原则。[①]

第二阶段:2004—2009年。

从2004年开始,国家食品药品监督管理局药品评审中心开始受理干细胞新药的临床试验申请,批准了5个异体来源的干细胞注射液进入I/Ⅱ期临床试验;2007年之后不再评审,这5个干细胞新药

---

① 耿洁. 间充质干细胞制剂的质量控制//韩忠朝,李宗金,韩之波. 间充质干细胞基础与临床(第二版). 北京:科学出版社,2018:23-24.

基本停留在Ⅰ期或Ⅱ期临床试验。对于干细胞产品究竟按药物还是医疗技术管理,由国家食品药品监督管理局还是卫生部管理等问题一直有争议。2009年3月,卫生部颁布了《医疗技术临床应用管理办法》,建立医疗技术准入和管理制度,干细胞治疗和移植技术被列入第三类医疗技术目录。

第三阶段:2010—2016年。

但是,《医疗技术临床应用管理办法》最终并未实施,同时,越来越多的体细胞治疗在国内开展。部分医疗机构和干细胞公司在没有经过管理部门批准的情况下,开展干细胞治疗。从2001年开始,这种干细胞治疗乱象在中国一直存在,不仅遭到了国际的指责,也引起了一些国内科学家和临床医生对患者以及中国干细胞产业的担忧。直到2011年底,卫生部和国家食品药品监督管理局发布了《关于开展干细胞临床研究和应用自查自纠工作的通知》(卫办科教涵〔2011〕1177号)。[①] 为规范干细胞的临床转化,2015年7月,国家卫生和计划生育委员会与国家食品药品监督管理总局联合发布《干细胞临床研究管理办法(试行)》和《干细胞制剂质量控制及临床前研究指导原则(试行)》,开启了我国干细胞临床研究备案管理制度。2016年,国家食品药品监督管理总局联合国家卫计委公布了首批30家干细胞临床研究机构的备案。

第四阶段:2017年至今。

2017年,国家食品药品监督管理总局药品评审中心颁布了《细胞治疗产品研究与评价技术指导原则(试行)》,真正确立了干细胞产品按药品进行管理的路径,重新开启了干细胞药品上市的审批之路。干细胞临床研究备案管理制度继续保留,备案项目在获得足够有效

---

① 卫生部,国家食品药品监督管理局. 关于开展干细胞临床研究和应用自查自纠工作的通知. (2012-01-06)[2021-11-23]. https://www.nmpa.gov.cn/xxgk/fgwj/gzwj/gzwjyp/20111216120001381.html.

的数据后，研发者可以用这些数据向药品评审中心申请干细胞产品的临床试验。因此，我国目前采用干细胞按药品、技术管理的"类双轨制"监管方式。《药品注册管理办法》（国家市场监督管理总局令第27号）制定了药品上市注册程序，为干细胞临床转化的发展带来了新机遇。

第二节 干细胞：药品还是临床技术？

本节将聚焦干细胞是药品还是临床技术的争论，展示这个争论的产生、发展，以及在第二阶段的争论结果。

2004年，国家食品药品监督管理局受理干细胞制剂的审批时，将基于干细胞的产品和疗法归类为生物制品，申请这些产品的临床试验必须按照国家食品药品监督管理局的《药品注册管理办法》[①]进行审批。当时被批准开展 I/II 期临床试验的干细胞制剂包括：脐带血巨核系祖细胞注射液/血小板减少症、脐带血红系祖细胞注射液/造血支持、骨髓间充质干细胞注射液/心肌缺血、骨髓原始间充质干细胞/移植物抗宿主病、间充质干细胞心梗注射液。但是，通过2005年和2006年的审核过程，国家食品药品监督管理局发现，其很难将基于干细胞的产品和疗法作为药物进行管理。

"它也发现没法做这个事。做药品的认证，可以一批批来，或者随机地抽三批。但是对于干细胞，除了证明没有污染以外，怎么确定你的（干细胞）培养出来，得出的是这个数据，别人的可能就不是这个数据了？怎么去鉴定它？所以从2007年开始，药监局就不再受理（干细胞制剂临床试验的申请）了。"[②]

---

① 2005年2月28日颁发的《药品注册管理办法》在2007年10月1日《药品注册管理办法》开始实施的同时被废止。

② 访谈，Y Q，2008年10月31日。

在中国医疗改革前夕,国家食品药品监督管理局暂停了干细胞临床试验审批工作。2008 年 3 月 11 日,中国政府宣布国家食品药品监督管理局并入卫生部,建立"大卫生部",管理医疗、食品、药品和公共健康等领域。经过长期协商,国家食品药品监督管理局和卫生部似乎已经达成协议,由卫生部医政司负责颁布实施干细胞临床应用管理办法。干细胞应用不再作为药品来管理,而是作为一种新的临床应用的医疗技术。

"所以这样的情况下,我们就很为难,专家也很为难。新的审评政策没出来,旧的又不管用了,那这个阶段怎么办,我的 I 期临床试验马上要结束了,结束的时候怎么办? ……我们手里拿着的是国家项目,大家也为难,因为最后汇报的时候不能说我们没拿到证书是药监局的事……"①

尽管如此,从事干细胞制剂临床试验的研究人员还是觉得药监局做了很多工作,也尽了很大的努力。将干细胞纳入药物管理系统,证明它的有效性、安全性、可控性是没有问题的,应该说它的大原则是没有冲突的,但是问题在于这是一个个体化的治疗,个体化的治疗导致整个研究中每一批次的产品,严格意义上讲都是不相同的,而且每一批次的产品都不是通用的。目前几乎还没有一个通用的干细胞产品,能够运用于各种疾病,或各种人体,所以从这个角度来讲,干细胞产品面临很多问题。

"我们自己走过这条路,就不去回顾它到底多么艰难,因为干细胞毕竟是按药来管理的,所以对于每一个指标中检所都要制定一个标准,每一个指标要去中检所复核,每一批产品都要去检验。但是我认为那样做是没有错的,错就错在这个东西,这本身就是技术,或者说是临床需求和相应管理的脱节。"②

---

① 访谈,Y Q,2008 年 10 月 31 日。

② 访谈,Y Q,2008 年 10 月 31 日。

随着一部分人呼吁将干细胞作为医疗技术进行管理,一些机构不再向国家食品药品监督管理局提出干细胞临床试验的申请,大部分选择先通过所在机构的伦理审查,再将临床研究和应用的数据在当地卫生主管部门备案。在政策不明晰的情况下,有些公司和医院开始进行干细胞临床应用,中国成为"干细胞旅游"的目的地。① 这使得有些科学家担心中国干细胞科学的将来。

"在我们国内,严格意义上出现了两种情况:一是不经过审批,就开始干细胞治疗。不管你得的是什么病,不管你是怎样的一种状态,要么把你的骨髓抽出来,处理一番后又打回去;要么把脐带血处理一番后打回去;要么把不晓得是什么的东西,说成是干细胞,或者从所谓流产的胎儿中拿一些细胞处理一番后又放回去。如果都这样做的话,整个领域就乱掉了,未来的发展完全都混乱了。如果这样做下去的话,国内在这个领域曾经有的一些吸引力,就会完全丧失。二是现在各个国家都投入巨资在干细胞研究上,我们国内的技术怎么可能一下子会领先其他国家这么多,突然基层医院都能做到了。我觉得这个应该是很可怕的一件事情。现在很多人不按正规的路走,因为如果按药监的这条路去审报,就会发现这真的太艰难了。只要是做过新药的都会知道,我们要做一系列的毒性试验……等拿到批文,进入临床试验以后才会发现,临床碰到的问题比临床前研发当中碰到的很多问题还要复杂得多,还要难得多。"②

为了应对干细胞治疗带来的问题,卫生部委托中国医院协会临床技术应用管理专业委员会组建专家委员会,起草人类干细胞临床应用管理办法。正如中国医院协会临床技术应用管理专业委员会的一位负责人介绍的,新的管理办法一方面是想停止在中国开展的,还

---

① Liao L, Zhao R C. An overview of stem cell-based clinical trials in China. *Stem Cells and Development*, 2008, 17(4):613-618.

② 访谈,Y Q,2008 年 10 月 31 日。

没有证明其安全性和有效性的干细胞移植,另一方面想促进中国尽快生产干细胞产品,在全球赢得领先地位。2008 年 10 月,中国医院协会临床技术应用管理专业委员会组建专家委员会,召开研讨会讨论我国的"人体干细胞移植技术临床应用管理(草稿)"。

讨论的主题是,干细胞移植技术作为生物医学领域中的一种前沿技术,尽管有美好的前景,但也具有史无前例的复杂性。中国和其他国家在干细胞经费的投入,以及研究水平上还存在很大差距,但是中国在干细胞移植临床应用上却超过了任何国家。为了患者的安全、人类的健康,以及干细胞领域的发展,每个有责任的科学家、医生和管理者都应该意识到,中国急需制定法律和规章制度,严格管理干细胞技术临床应用。就人类胚胎干细胞的临床应用问题,中国目前还没有管理法规,而且还没有人提出基于人类胚胎干细胞的产品的临床试验申请,但是参会者都提议人类胚胎干细胞技术的临床应用应该更加谨慎严格,并要遵守伦理道德规范。考虑到人类胚胎干细胞有伦理问题,离临床实践还有很长一段距离。当前的管理办法初稿还未包括人类胚胎干细胞治疗和临床应用方面的内容。这个管理办法将用于管理已经可以成熟地应用于临床的成体干细胞技术,卫生部将在临床技术准入前,组织专家审核每个申请。

但是,当时也有人担心卫生部是否有能力来执行这个管理办法。不同于国家食品药品监督管理局,卫生部在干细胞领域的管理上既没有足够的人员,又没有任何经验。

"……如果由卫生部医政司来管,那么应该怎么管?药监局有一个非常好的体系,首先是有一个认证机构。拿中检所来说,它有一个专门的认证机构,其是独立的第三方认证机构,有配套的人员、设备、标准等。任何一个药也好,干细胞也好,你可以拿到它那里去认证标准,看工艺是否符合要求,但是卫生部医政司是没有这样一个机构的……卫生部医政司对于拿到的东西怎么去鉴定呢?除了叫几个专家来评审材料,你还能得到什么肯定的东西?评审首先得有一个认证机构,有一个确切的标准,但也只能是一个大的标准,因为每一次干细胞治疗、每一个干细胞处理的标准不一样。所以在这样一个大的背景下,如果由卫生部医政司来管,它是不是能够管得了这么多?全国有这么多干细胞治疗,有这么多医院,怎么来管?"[①]

2009 年 3 月,卫生部颁布了《医疗技术临床应用管理办法》(卫医政发〔2009〕18 号),确定干细胞按临床技术进行管理的办法。其目的是加强医疗技术临床应用管理,建立医疗技术准入和管理制度。医疗技术被分为三类,其中涉及重大伦理问题,安全性、有效性尚需经规范的临床试验研究进一步验证的医疗技术,包括克隆治疗技术、自体干细胞和免疫细胞治疗技术、基因治疗技术、异基因干细胞移植技术等被列入第三类医疗技术目录。为贯彻落实《医疗技术临床应用管理办法》,卫生部指定中国医学科学院等 5 家单位,自 2009 年 5 月 1 日至 2011 年 5 月 1 日,作为第三类医疗技术审核机构,负责全国第三类医疗技术临床应用能力技术审核工作。卫生部还委托中华医学会和中华口腔医学会对第三类医疗技术目录进行了细化,提出《首批允许临床应用的第三类医疗技术目录》,其中包括脐带血造血干细胞治疗技术、造血干细胞(脐带血干细胞除外)治疗技术,技术审核机构均为省级卫生行政部门指定机构。但是,由于国内几个主要的监管部门并没有一致认同这种管理路径,再加上技术专家很难制定出技术审核细则,《医疗技术临床应用管理办法》最终并未正式实施。

第三节　备案管理制:一种替代方法

在等待中央政府发布明确政策的过程中,之前通过药品评审中心审批,已开始干细胞临床试验的机构停止了临床试验;而越来越多的干细胞公司、干细胞治疗中心,包括军队医院的治疗中心,则开展

---

① 访谈,Y Q,2008 年 10 月 31 日。

了大规模的干细胞治疗。它们通过网络和社交媒体发布干细胞治疗的广告,接收大量找不到其他治疗方法的国内外患者,为这些患者提供"干细胞产品",收取高昂的治疗费用。科学家和临床医生担心,这些干细胞治疗会给患者带来伤害。[①] 干细胞临床研究备案管理制就是在这个背景下产生的。

　　迫于压力,卫生部于 2011 年底发布了《关于开展干细胞临床研究和应用自查自纠工作的通知》。卫生部与药监局决定开展为期一年的干细胞临床研究和应用规范整顿工作。该工作分为自查自纠、重新认证和规范管理等阶段。要求全国各级各类从事干细胞临床研究和应用的医疗机构及相关研制单位,按照《药物临床试验质量管理规范》和《医疗技术临床应用管理办法》,开展干细胞临床研究和应用项目自查自纠工作。卫生部和药监局成立了干细胞临床研究和应用规范整顿工作领导小组,并将具体的实施工作委托给由省级卫生行政和食品药品监督管理部门主要负责同志组成的工作组,由他们研究制定本地区自查自纠工作方案,对正在开展的干细胞临床研究和应用项目进行认真清理,停止未经卫生部和药监局批准的干细胞临床研究和应用活动。军队和武警部队所属医疗机构的相关工作,由总后勤部卫生部、武警部队后勤部根据通知要求参照执行。[②]

　　在自查自纠工作中,重点整顿不如实上报干细胞临床研究和应用工作的情况,以及继续开展未经卫生部和药监局批准的干细胞临床研究和应用项目的单位。对于已经被药监局批准的干细胞制品的临床试验项目,应当严格按照临床试验批件,以及《药品临床试验质量管理规范》的要求进行,不得随意变更临床试验方案,更不得自行

---

　　① Rosemann A. Medical innovation and national experimental pluralism: Insights from clinical stem cell research and applications in China. *BioSocieties*, 2013, 8(1):58-74.

　　② 卫生部. 关于开展干细胞临床研究和应用自查自纠工作的通知. (2012-01-06) [2021-08-09]. https://www.nmpa.gov.cn/xxgk/fgwj/gzwj/gzwjyp/20111216120001381.shtml.

转变为医疗机构收费项目。2012 年 7 月 1 日前,暂不受理任何申报项目。① 干细胞临床研究和应用自查自纠工作的具体落实情况也因地而异,主要是为了对国家支持的科研机构起警示作用。有的省级监管部门立刻按照上级指示,关闭其管辖区域的所有干细胞治疗中心。但是,根据《自然》杂志的一篇文章,通知下发后 3 个月,中国大量的干细胞诊所依然继续开展干细胞治疗,赚取高额利润。②

为进一步规范干细胞临床试验研究活动、加强干细胞临床试验研究管理,卫生部、药监局在开展干细胞临床研究和应用规范整顿过程中,组织制定了《干细胞临床试验研究管理办法(试行)》《干细胞临床试验研究基地管理办法(试行)》和《干细胞制剂质量控制和临床前研究指导原则(试行)》(征求意见稿),③并要求各有关单位于 2013 年 3 月 15 日前,将修改意见反馈到卫生部、药监局干细胞临床研究和应用规范整顿工作领导小组办公室。2015 年 5 月,国务院取消了第三类医疗技术临床应用准入审批,包括克隆治疗技术、自体干细胞和免疫细胞治疗技术、异基因干细胞移植技术等。④

2015 年 6 月,根据《关于取消非行政许可审批事项的决定》,国家卫生计生委决定取消第三类医疗技术临床应用准入审批,废止《首批允许临床应用的第三类医疗技术目录》,发布《限制临床应用的医疗技术(2015 年版)》,其中包括造血干细胞(包括脐带血造血干细胞)移植治疗血液系统疾病技术。按照卫计委的要求,在《医疗技术临床

---

① 卫生部. 关于开展干细胞临床研究和应用自查自纠工作的通知. (2012-01-06) [2021-08-09]. https://www.nmpa.gov.cn/xxgk/fgwj/gzwj/gzwjyp/20111216120001381. shtml.

② Cyranoski D. China's stem cell rules go unheeded. *Nature*, 2012, 484(7393): 149-150.

③ 卫生部, 国家食品药品监督管理局. 关于征求干细胞临床试验研究管理办法(试行)等文件意见的函. (2015-03-15)[2021-08-09]. https://www.nmpa.gov.cn/xxgk/zhqyj/zhqyjyp/20130301120001681. shtml.

④ 国务院. 国务院关于取消非行政许可审批事项的决定. (2015-06-14)[2021-08-09]. http://www.gov.cn/zhengce/content/2015-05/14/content_9749. shtm.

应用管理办法》修订完成前,医疗机构禁止临床应用安全性、有效性存在重大问题的医疗技术,或者存在重大伦理问题的医疗技术,或者卫生计生行政部门明令禁止临床应用的医疗技术,以及临床淘汰的医疗技术。①

2015 年 7 月,卫计委与药监局依照《中华人民共和国药品管理法》《医疗机构管理条例》等法律法规,共同组织制定颁布了《干细胞临床研究管理办法(试行)》(国卫科教发〔2015〕48 号)(以下简称《管理办法》),以及与之配套的《干细胞制剂质量控制及临床前研究指导原则(试行)》(以下简称《指导原则》)。干细胞治疗相关技术不再按照第三类医疗技术管理。② 要求开展干细胞临床研究的医疗机构成立学术委员会和伦理委员会,对干细胞临床研究项目进行立项审查、登记备案和过程监管,并对干细胞制剂制备和临床研究全过程进行质量管理和风险管控;不得向受试者收取干细胞临床研究相关费用,不得发布或变相发布干细胞临床研究广告;干细胞临床研究应当符合《药物临床试验质量管理规范》的要求,干细胞制剂应当符合《指导原则(试行)》的要求。卫计委与药监局要求干细胞临床研究机构于 2015 年 12 月开始开展备案工作。2016 年,卫计委公布了首批 30 家干细胞临床研究机构的备案。③ 2017 年初,军委后勤保障部公布了首批 12 家军队医院干细胞临床研究机构的备案。④ 新的《管理办法》是我国在应对干细胞治疗中的积极尝试。

---

① 国家卫生计生委. 国家卫生计生委关于取消第三类医疗技术临床应用准入审批有关工作的通知. (2015-07-02)[2017-02-20]. http://www.nhfpc.gov.cn/yzygj/s3585/201507/c529dd6bb8084e09883ae417256b3c49.shtml.

② 国家卫生计生委,国家食品药品监督管理总局. 干细胞临床研究管理办法(试行). (2015-07-20)[2021-08-09]. https://www.nmpa.gov.cn/yaopin/ypfgwj/ypfgbmgzh/20150720120001607.html.

③ 国家卫生计生委. 关于首批干细胞临床研究机构备案的公示. (2016-05-30)[2021-08-09]. http://www.nhc.gov.cn/qjjys/s7946/201605/b73fb21230ec400ebbc57d726a1d0d69.shtml.

④ 军委后勤保障部. 首批军队医院干细胞临床研究机构备案公示. (2017-01-12)[2021-08-09]. http://www.xinhuanet.com/mil/2017-01/12/c_129443714.html.

那为什么要选择备案制呢？这里的临床研究和临床试验有何不同？这个管理制度的渊源和干细胞是药品还是临床技术的争论有关。据一位参与制定这个管理制度的访谈对象解释:很多人有一个错误观点,认为临床医生把干细胞移植到患者的某个部位是一种临床技术。只要是临床技术,就和监管没关系。但是干细胞是高度复杂的,干细胞不管作为产品还是临床技术,都必须经过严格的临床试验,才能确定其安全性和有效性。如果按传统药品审评审批的方式,就要先注册,把要进入临床研究所需的相关数据全部整理出来,包括药品的化学、制造和控制(Chemical Manufacturing and Control, CMC)①信息,安全评价信息,毒理评价等内容。这个过程很难,但现在可以通过备案制过渡。备案就是去监管部门登记一下临床研究相关信息。先通过临床研究验证,证明产品是基本安全、有效、稳定的,等有前景了,再返回来做临床试验,临床试验是永远不能回避的。②

根据《管理办法》的要求,卫计委与药监局共同成立了由干细胞基础及临床相关专业、干细胞制剂制备和质量控制等领域的33位专家组成的国家干细胞临床研究专家委员会,为干细胞临床研究规范管理提供技术支持。干细胞临床研究伦理检查与指导等工作由卫计委医学伦理专家委员会承担。各省组建省级干细胞临床研究专家委员会和省级干细胞临床研究伦理专家委员会,对行政区域内的干细胞临床研究机构的学术、伦理审查情况进行监督检查。各干细胞临床研究机构要先将诚信承诺书、项目立项备案材料、机构学术委员会审查意见、机构伦理委员会审查批件、其他材料交由省级卫生计生行政部门会同食品药品监管部门审核,再向卫计委与药监局备案。

---

① CMC包括生产工艺、杂质研究、质量研究、稳定性研究等,是药品申报资料中很重要的部分。
② 访谈,C Z,2018年8月22日。

值得注意的是，在 2017 年之前，我国只是采用干细胞临床研究备案制，先由医疗机构申请备案资质，再由已备案的机构申报临床研究备案项目。备案制的主要目的是抑制干细胞治疗乱象，引导未经管理或非规范的临床应用走向规范化。这只是"非严格规定的，以'备案'为主要形式的'临床研究'管理模式，而非传统的、严格规定的，以新药'注册'为主要形式的'临床试验'管理模式"[①]。

第四节　类双轨制：机遇和挑战

2017 年，国家食品药品监管总局发布了《细胞治疗产品研究与评价技术指导原则（试行）》，明确干细胞治疗、免疫细胞治疗和基因编辑等细胞治疗产品"按照药品管理规范进行研究、开发与评价"[②]。从此开始，我国实行干细胞按药品、临床技术管理的"类双轨制"监管机制。按照药品申报，需要开展干细胞临床试验，由国家药品监督管理局监管，并作为药品上市销售；按照医疗技术监管的，是干细胞临床研究，由国家卫生健康委监管，这条轨道只是管理路径，没有转化为应用的路径，因此，不是完全的"双轨制"，而是"类双轨制"（见图 3-1）。这两种轨道采用了两种质量要求和评价模式，在药学、临床前安全性和有效性、药物临床试验管理规范（GCP）的程度等方面存在差异。

---

① 袁宝珠. 干细胞临床研究管理进展//中国医学科学院. 中国医学科技发展报告. 北京：科学出版社，2017：31.
② 国家食品药品监督管理总局. 细胞治疗产品研究与评价技术指导原则（试行）. (2017-12-18)［2021-07-09］. https://www. nmpa. gov. cn/ylqx/ylqxggtg/ylqxzhdyz/20171222145101557.html.

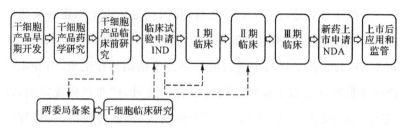

图 3-1　干细胞药品申报的流程①

2017 年之后,国内一批先进的科研机构、企业开始干细胞临床研究备案。但是,总体上看,临床研究中的重复性工作较多,科学性和规范度不够,研究机构的水平参差不齐,开展备案审核的临床研究的积极性不高。② 在调研过程中,某些访谈对象也提到,最近几年,有些单位对申请临床研究项目的积极性不高,因为它们似乎看不到这些临床研究项目最终的出路在哪里。为了激励临床研究项目的申请,我国于 2019 年开始实行双备案制,也就是说,新增的干细胞临床研究备案机构必须带着备案项目一起申报。同时,对备案机构实行动态管理,比如,到 2020 年底仍无递交临床研究项目备案材料的机构,需要重新提交临床研究机构备案材料,否则视为自动放弃备案。③

这个双备案制的规定出自国家卫生健康委 2019 年 3 月 29 日发布的《体细胞治疗临床研究和转化应用管理办法(试行)》(征求意见稿)。考虑到"美欧日等发达经济体以多种方式开始进入临床应用,我国医疗机构也开展了大量临床研究,患者希望接受高质量细胞治疗的呼声日益高涨"④,这个管理办法除了想要加强对干细胞临床研

---

① 孟淑芳. 干细胞制剂作为药品申报质量和临床考量. 天津:中国干细胞第九届年会,2019.

② 虞淦军,吴艳峰,汪珂,等. 国际细胞和基因治疗制品监管比较及对我国的启示. 中国食品药品监管, 2019, 8(187):4-19.

③ 访谈,M M,2020 年 8 月 19 日。

④ 国家卫生健康委.体细胞治疗临床研究和转化应用管理办法(试行)解读. (2019-03-29)[2020-08-01] http://www. nhc. gov. cn/wjw/yjzj/201903/01134dee9c4661a0b5351bd8a04822. shtml.

究备案制的管理，也试图打开转化应用的通道。其中规定开展体细胞治疗临床研究和转化应用的医疗机构应当进行备案，医疗机构进行首次机构备案时，须同时提供医疗机构备案材料和临床研究项目备案材料；体细胞治疗转化应用项目目录由国家卫生健康委制定并进行动态管理。体细胞治疗临床研究不得向受试者收取任何研究相关费用，但是体细胞治疗转化应用项目备案后可以转入临床应用，由申请备案的医疗机构按照国家发改委等4部门发布的《关于印发推进医疗服务价格改革意见的通知》（发改价格〔2016〕1431号）的有关要求，向当地省级价格主管部门提出收费申请。①

这个双备案制对干细胞临床研究机构提出了更高要求。其中三个主要因素导致近半数医疗机构没有完成干细胞临床研究备案项目："（1）医疗机构不具备对干细胞制剂进行质量控制的能力，质量受权人无法有效履行职责，医疗机构法人和临床研究机构负责人对干细胞制剂的质量信心不足。（2）医疗机构未实质性推进质量管理体系与风险防控体系建设，并未设置专职的质量管理部门，聘用专职的质量管理人员。（3）主要研究者能力不足，研究者、临床研究协调员和服务机构对干细胞了解不足，缺少相关培训。"②

类双轨制有积极的一面，比如一位细胞治疗的研发者提道："我相信咱们国家的类双轨制，其实际上提供了一个非常好的台阶。当我们拥有具有较高风险的技术时，可以先进行一些非常有限的探索，但是一定要保证患者的权益。在这种情况之下，我们真正的发展还是要通过药监局，把它做成产品。……只有这样才能够规模化、标准化。产品的质量和性能能够达到一个相对稳定的状态。"③

---

① 国家卫生健康委办公厅.关于征求体细胞治疗临床研究和转化应用管理办法（试行）（征求意见稿）意见的函.（2019-03-29）［2021-07-21］.http://www.nhc.gov.cn/wjw/yjzj/201903/01134dee9c5a4661a0b5351bd8a04822.shtml.

② 何斌，赵庆辉，蒋尔鹏，等.双备案制度下干细胞临床研究角色职责的转变及应对策略.中华医学科研管理杂志，2021，34（3）：172-175.

③ 访谈，E X，2021年2月4日。

　　也有访谈对象对双备案制可能带来的负面影响有所担心："在这个阶段用类双轨制探索临床研究，我是赞成的。这大大加快了研发的进程，降低了风险，对一部分确实无药可救的患者来说，这些临床研究可能帮得上忙。但这也是双刃剑，对于收费我是有疑虑的。因为一旦收费，整个市场监管就会变。怎么去监管？如果全部都开始莫名其妙收费，那各种各样的企业就会蜂拥而上，那就可能转向另一个方向了。毕竟没有确定的疗效、安全性，在生产工艺、质控没有经过很好监管的情况下，怎么收费呢？如果想收费的话，请把监管的标准设定起来，把监管的能力提高起来。"① 这位访谈对象对干细胞临床研究收费问题的担心不无道理。多位访谈对象提到，在干细胞应用领域，确实存在变相收费的问题。

　　另外，在干细胞临床研究的伦理治理方面，通过调查国内 10 家公立医院的干细胞临床研究伦理审查情况，发现我国缺乏可操作的干细胞临床研究伦理规范，部分医院没有成立干细胞临床研究伦理委员会；有的医院虽然建立了伦理委员会，但缺乏具有干细胞相关专业背景的成员，相关伦理委员会的审核能力有待提高。② 干细胞临床研究伦理审查总体上把握了伦理审查要素，但大部分伦理委员会对研究的收益和风险评估不足，尤其是在临床研究中，对研究参与者的风险告知不足。③ 国内其他城市公立医院的干细胞临床研究伦理审查实践，也存在类似问题。④

　　在干细胞作为药品监管的轨道上，中国也通过一系列举措，推动干细胞产品尽早上市。2017 年 10 月，为了进一步深化我国药品医疗

① 访谈，M V，2021 年 2 月 7 日。
② 王剑萍、白莉华，马晨光，等. 我国公立医院干细胞临床研究及其相关伦理委员会的现状. 中国医学伦理学，2019. 32(1)：22-25.
③ 张勘，马晨光，王剑萍，等. 我国公立医院干细胞临床研究伦理审查分析——基于上海市、天津市、贵州省 10 所公立医院的调查. 中国医学伦理学，2019, 32(1)：18-21.
④ 冯姝，黄磊，程雨蒙，等. 公立医院开展干细胞临床研究中的伦理审查实践探讨. 中国医学伦理学，2021, 34(3)：319-322.

器械审评审批制度改革,提高产业竞争力,满足公众临床所需,中共中央办公厅、国务院办公厅印发了《关于深化审评审批制度改革鼓励药品医疗器械创新的意见》。国家药品监督管理局药品评审中心也实施了一系列药品改革措施,其中包括提高评审效率,解决注册申请积压问题,实行优先审评制度,鼓励创新药发展;开展一致性评价工作,落实临床默示许可制,优化评审流程,加强与申请人的沟通交流等,并且国家药品监督管理局在药品审评审批中强调药物研发和创新应以临床价值为导向。[①] 为了实现药品监管理念和制度的改革创新,国家药品监督管理局于 2019 年 4 月 30 日启动了中国药品监管科学行动计划。首批启动的行动计划项目包含细胞和基因治疗产品技术评价与监管体系研究,期望开发出细胞和基因治疗产品审评与监管的新工具、新标准、新方法。[②]

除此之外,我国陆续发布了不同的管理条例、管理办法和指导原则等。比如,我国试图对新技术的临床研究和应用进行风险分级管理,在药品审批中引入加快批准的监管模式。2019 年 2 月,国家卫生健康委发布了《生物医学新技术临床应用管理条例》(征求意见稿)。其中提出,生物医学新技术临床研究实行分级管理。中低风险生物医学新技术的临床研究由省级卫生主管部门管理,干细胞技术属于高风险生物医学新技术,其临床研究由国务院卫生主管部门管理。[③] 2020 年 1 月 22 日新公布的《药品注册管理办法》(国家市场监督管理总局令第 27 号)确定了药品加快上市注册的程序,其中包括附条件批准、优先审评审批、特别审批程序。

---

① 孔繁圃. 药品审评改革进展情况. 中国食品药品监管, 2019, 11(190):30-39.

② 国家药品监督管理局. 国家药监局启动中国药品监管科学行动计划. (2019-04-30) [2021-07-14]. https://www. nmpa. gov. cn/yaowen/ypjgyw/201904302134O1392. html.

③ 国家卫生健康委. 生物医学新技术临床应用管理条例(征求意见稿). (2019-02-26) [2021-07-21]. http://www. nhc. gov. cn/yzygj/s7659/201902/0f24ddc242c24212abc42aa8b539584d. shtml.

2020 年 8 月 4 日,国家药品审评中心发布了《人源性干细胞及其衍生细胞治疗产品临床试验技术指导原则》(征求意见稿),在原国家食品药品监督管理总局发布《细胞治疗产品研究与评价技术指导原则(试行)》的基础上,为药品研发注册申请人及开展药物临床试验的研究者提供了更具体、有针对性的建议和指南。① 2022 年 1 月 6 日,国家药品监督管理局综合司发布了《药品生产质量管理规范——细胞治疗产品附录(征求意见稿)》。② 同时,干细胞研发也需要遵守《人类遗传资源管理条例》(2019 年)、《生物安全法》(2021 年)。2022 年 1 月 29 日,国家卫生健康委发布了《医疗卫生机构科研用人类生物样本管理暂行办法(征求意见稿)》,将来若正式实施,干细胞研发也需要遵守该管理办法。

总之,作为一种新兴生物技术,干细胞给研发和监管带来了很大挑战。在过去 20 多年,中国研发者和评审人员一直在不断研究、理解干细胞的特性,监管部门也在尝试调整监管路径,让干细胞尽早发挥其临床价值。正如一位访谈对象提道:"说干细胞是人类医药发展史上最复杂的产品一点都不过分。但还有一个最大的问题,就是谁对干细胞理解的程度越深,把干细胞的复杂度理解得越透,研发的成功率就越高。监管也一样,要监管复杂的干细胞,若懂的越多,知道它到底复杂到什么程度,在管理上就越主动、越到位。"③

---

① 国家药品监督管理局.国家药监局综合司关于公开征求《人源性干细胞及其衍生细胞治疗产品临床试验技术指导原则(征求意见稿)》意见的通知.(2021-08-10)[2022-02-23]. http://www.cde.org.cn/news.do? method=largeInfo&id=6cf5b4fbef3256d9.

② 国家药品监督管理局.国家药监局综合司公开征求《药品生产质量管理规范——细胞治疗产品附录(征求意见稿)》意见.(2022-01-06)[2022-02-23].https://www.nmpa.gov.cn/xxgk/zhqyj/zhqyjyp/20220106165600150.html.

③ 访谈,C Z,2018 年 8 月 22 日.

第五节 全球政策:多元化路径

为应对干细胞创新的挑战,提高干细胞和再生医学产业的全球竞争力,在全球范围,其他国家和地区一直在探索不同的管理路径,应对干细胞科学带来的机遇和挑战。下面将选择美国、欧盟、日本这三个有代表性的国家和地区,介绍它们的管理路径。

美国是全球最早采用"将干细胞作为药品"的监管方法的国家,并已形成相对完善的细胞和基因治疗监管体系。根据 CFR1271 管理法规(2001 年发布,2005 年正式实施)和《公共卫生服务法案》(*Public Health Service Act*,PHS Act),2007 年,美国食品药品管理局将人类细胞、组织或基于细胞、组织的产品(human cells, tissues, or cellular or tissue-based products,HCT/Ps)分成 PHS 351 产品(低风险产品)与 PHS 361 产品(高风险产品)两大类进行管理。PHS 351 产品需要同时满足干预最小化和同源使用的要求,不需要向 FDA 提交细胞和组织产品的注册申请,可以直接在医院进行临床应用;不符合 PHS 351 产品的其他细胞产品都属于 PHS 361 产品,被视为生物药类产品,需要向 FDA 提交新药申请(Investigational New Drug, IND)和生物制品许可申请(Biologic License Application,BLA),由 FDA 生物制品评价和研究中心(Center for Biologics Evaluation and Research,CBER)负责审批。[①]

欧盟同样将细胞和基因产品作为药品管理,其监管机构是欧盟药品管理局(European Medicines Agency,EMA)。2007 年,欧盟药品管理局颁布了《先进治疗医学产品法规》[*Regulation (EC) No. 1397/2007 on Advanced Therapy Medicinal Product*]。先进治疗

---

① 虞淦军,吴艳峰,汪珂,等. 国际细胞和基因治疗制品监管比较及对我国的启示. 中国食品药品监管,2019,8(187):4-19.

医学产品包括基因治疗产品、体细胞治疗产品和组织工程产品,需要按照药物申报,由先进治疗医学委员会(Committee for Advanced Therapies,CAT)审批。该法规提出了医院豁免条款(Article 28),允许医生给特定的患者提供小规模的个体化干细胞治疗,但这类干细胞产品需要在临床研究中证明其安全性和有效性。[①]

日本于 2013 年修订了《药事法》,增加了再生医学产品监管,并将其改为《药品和医疗器械与其他产品法》(2014 年 11 月开始实施)。日本对细胞和基因治疗产品实行双轨制管理:以产品上市为目的的细胞治疗产品由药品医疗器械管理局(Pharmaceutical and Medical Device Agency,PMDA)管理;在诊所或医院等机构内部进行的免疫细胞采集和治疗,以及研究者发起的临床试验属于《再生医学安全法》的管辖范畴,由厚生劳动省(Ministry of Health,Labor and Welfare,MHLW)备案管理。依据《再生医学安全法》,日本细胞和基因治疗产品根据风险等级进行申报:未在人体使用过的,比如诱导多能干细胞、胚胎干细胞、导入外源基因的自体,或者异体细胞等属于高风险(一级)产品;已经在人体使用过的,如自体间充质干细胞等属于中风险(二级)产品;自体细胞肿瘤免疫治疗等则属于低风险(三级)产品。[②]

总的来说,美国、欧盟和日本已经建立了相对完善的由法律、法规、管理制度与指南三级组成的干细胞产品监管体系。[③] 美国和欧盟将干细胞作为药品监管的模式在国际上确立了主导的循证医学范式。但是,为了确保本国在干细胞和再生医学领域的领先地位,尽早实现干细胞产品的治疗目的,这些国家和地区还制定了针对细胞和

---

① Rosemann A,Vasen F,Bortz G. Global diversification in medicine regulation: Insights from regenerative stem cell medicine. *Science as Culture*,2019,28(2):223-249.

② 虞淦军,吴艳峰,汪珂,等. 国际细胞和基因治疗制品监管比较及对我国的启示. 中国食品药品监管,2019,8(187):4-19.

③ 虞淦军,吴艳峰,汪珂,等. 国际细胞和基因治疗制品监管比较及对我国的启示. 中国食品药品监管,2019,8(187):4-19.

再生医疗产品快速和灵活审批的法规，比如，美国的突破性治疗认定（FDA，2012 年）、欧盟的 PRIME（优先药品）认定（EMA，2016 年）、日本的 SAKIGAKE（先驱）认定（PMDA，2015 年），每个监管机构都有自己的框架，但也采用其他监管机构的监管策略。[1]

　　美国的《21 世纪治愈法案》（2016 年）和《尝试权法案》（2018 年），以及日本的附条件批准也引起了争议。《21 世纪治愈法案》放宽了临床试验和审评审批的标准，利用真实的数据代替严格的、大规模的Ⅲ期临床试验证据，扩大适应证的批准范围，这可能会降低科学的严谨性，危害再生医学等新兴领域。[2]《尝试权法案》允许医生在未经 FDA 事先授权或伦理委员会批准的情况下，在临床试验之外，给患者提供实验性的疗法，这些疗法需要完成Ⅰ期临床试验，并获得制药公司的同意。这个法案可能有利于患有危及生命的疾病的患者，以及已无其他治疗方法的患者获得潜在的治疗机会，但是，某些公司可能会滥用这个试用权，销售正在研究中的产品。[3] 日本的监管改革允许干细胞产品在早期临床试验后，进行有条件的、有限期的市场审批，如果有 10 位患者的临床数据显示有效，那么该干细胞产品就可以被有条件地批准，但这类产品的安全性和有效性还未严格确证，有可能给患者带来伤害。[4]

　　本章回顾了中国干细胞临床研究的政策演变。从全球的视角看，在其他国家和地区，细胞治疗和再生医学产品的监管政策也经历了长期的讨论、无数次的修订。干细胞不同于传统的化学药物，无清

---

① Nagai S. Flexible and expedited regulatory review processes for innovative medicines and regenerative medical products in the US, the EU, and Japan. *International Journal of Molecular Sciences*, 2019, 20(15):3801.

② Hogle L, Das A. The social production of evidence: Regenerative medicine and the 21st Century Cures Act. *Regenerative Medicine*, 2017, 12(6):581-586.

③ Folkers K, Chapman C, Redman B. Federal right to try: Where is it going? *Hastings Center Report*, 2019, 49(2): 26-36.

④ Sipp D. Conditional approval: Japan lowers the bar for regenerative medicine products. *Cell Stem Cell*, 2015, 16(4):353-356.

晰、准确的监管路径可以依赖。为了发挥本国、本地区的研发优势，解决未满足的医疗需求，提升国际竞争力，促进生物经济发展，无论是美国、欧盟、日本，还是中国，都在干细胞作为药品审批的传统模式之外，尝试创新监管模式，使干细胞产品尽快上市。我国的监管路径和国外的有相似之处，但正式出台和实施相关政策的时间却相对较晚。比如，我国直到 2017 年才明确干细胞作为药品监管的模式，比欧美晚了将近十年；我国在近三年才开始药品的评审制度改革，实施优先和快速评审制度；按风险分级分类的管理办法还未实施；我国还在制定细胞产品的法律、法规、管理制度与指南，目前尚缺乏统一的质控标准和完善的监管体系。

尽管我国干细胞临床研究比较活跃，其规模和数量仅次于美国，但是总体上看，我国在干细胞药物研发的成果上和欧美国家、日本、韩国等仍有差距，还没能为患者提供他们迫切所需的安全有效的干细胞治疗产品。其中的主要原因包括"我国的监管体系建设滞后于产业发展、临床研究的规范性不够、产业链存在较多薄弱环节等方面"①。下面四章将通过具体的案例，展示在这样的政策背景下，不同的行动者如何应对干细胞转化研究中出现的各种问题。

---

① 孔繁圃. 开拓细胞和基因治疗产品监管新思路：细胞和基因治疗产品技术评价与监管体系研究现状. 中国医药报，2020-06-22(001).

第四章　干细胞科研机构：从实验室到临床

　　科学家的一些想法，经过实验室研究后，有可能从实验室走向临床应用。本章选择了两所高校中的干细胞研究团队的工作作为案例：一个是北方一所高校中由科学家周博领导的研究小组，其获得国家食品药品监督管理局的批准，开展异体骨髓来源的间充质干细胞治疗移植物抗宿主病的临床试验；另一个是南方一所高校中由科学家安向领导的研究小组，其也在进行异体骨髓来源的间充质干细胞治疗移植物抗宿主病的研究，曾希望等收集了足够的临床病例和数据之后，再向国家卫生部门申请干细胞临床应用。[①] 本章将主要描述在中国确定干细胞临床和转化研究政策之前，这两个干细胞研究小组如何从有一些科学想法开始，到选择合适的干细胞来源，进行实验室体外研究和动物实验，再到进入临床研究的整个过程。通过案例研究，本章展示了从基础研究到临床应用的路上，这两个研究小组分别都遇到了哪些科学、经济、政策障碍，它们各自用了什么策略应对这些挑战，比如，如何寻找外部资源，选择盟友，建立合作网络。

---

　　① 　周博、安向均为化名。

第一节 研究背景

造血干细胞移植,俗称"骨髓移植",已被广泛地用于治疗血液系统疾病。当具有免疫活性的供体 T 淋巴细胞将受体组织识别为异物时,就会攻击接受者的组织,包括来自皮肤、肝脏、口腔、眼睛、肺、胃肠道、神经肌肉系统和泌尿生殖道的组织,产生临床病理综合征,即移植物抗宿主病(graft-versus-host disease,GVHD)。[①] GVHD 是异基因造血干细胞移植后常见的并发症,可分为急性和慢性。在接受异基因造血干细胞移植的患者中,30%—50%会出现急性 GVHD,14%会出现慢性 GVHD。[②] 简而言之,在骨髓移植过程中,受体的骨髓被清掉,供体的骨髓被移植进来后不认识受体,受体反倒成了异体,代价就是它们会攻击肠道,导致患者一天腹泻 20 次以上,如果攻击皮肤,就会使患者的皮肤溃疡,口腔糜烂,没法吃东西。

急性 GVHD 通常出现在移植后三个月内,主要影响皮肤、消化道和肝脏,可引起皮肤斑丘疹、胃痛、恶心、肠绞痛及腹泻等,严重的可损害重要脏器,甚至威胁生命;慢性 GVHD 通常在移植三个月以后出现,也可由急性 GVHD 发展而来,主要表现为口眼干燥,皮肤、关节、肝、肺等脏器的损害,不仅严重影响患者的生存质量,也会导致其死亡。尽管 GVHD 可以通过全身性皮质类固醇给药进行治疗,但很多患者没有获得有效的治疗效果。[③] 大多数可用的二、三线治疗类固醇难治性

---

① Perkey E, Maillard I. New insights into graft-versus-host disease and graft rejection. *Annual Review of Pathology: Mechanisms of Disease*, 2018(13):219-245.

② Zeiser R, Blazar B R. Acute graft-versus-host Disease: Biologic process, prevention, and therapy. *The New England Journal of Medicine*, 2017, 377(22):2167-2179.

③ Godoy J A P, Paiva R M A, Souza A M, et al. Clinical translation of mesenchymal stromal cell therapy for graft versus host disease. *Frontiers in Cell and Developmental Biology*, 2019(7):255.

急性 GVHD 会导致严重的免疫缺陷，常伴有致命的感染并发症。

在国际上，美国的奥西里斯治疗公司最早开始了 Prochymal 治疗严重的难治性移植物抗宿主病的临床研究。尽管 Prochymal 早期的概念验证数据颇具前景，但是这个产品的研发和应用之路也充满荆棘。鉴于临床上急需有效的药物治疗 GVHD，2005 年，美国 FDA 授予 Prochymal 治疗严重的难治性移植物抗宿主病"快速通道认定"和"孤儿药"的评审通道。[①] 2008 年，Prochymal 的Ⅱ期临床试验结果鼓舞人心。这个临床试验经历了 6 年的时间（2001—2007 年），共 55 位类固醇难治性急性 GVHD(2—4 级)患者接受了治疗，结果显示其中 39 位患者的治疗有效，细胞供体是 HLA 匹配还是不匹配并不影响治疗的成效。[②] 因此，FDA 和加拿大卫生部授予 Prochymal 药物的扩展使用，2 个月至 17 岁的晚期 GVHD 儿童都可以使用这个药物。[③]

然而，2009 年，Prochymal 的Ⅲ期临床试验却以失败告终。该临床试验将 GVHD 患者分为两组：一组是接受类固醇治疗失败的患者，另一组是将间充质干细胞作为一线治疗的患者。这是大规模、多中心的安慰剂随机对照试验，结果却未能达到目标。Prochymal 在克罗恩病和慢性阻塞性肺病患者的临床试验中也表现不佳。[④] 2012 年，奥西里斯治疗公司将 Prochymal 转让给澳大利亚的 Mesoblast 公司，并停止间充质干细胞的研发。同年，Prochymal 在加拿大和新

---

① Waknine Y. New FDA orphan drugs: Cell Cept, Prochymal, Shiga Toxin Antibodies. （2006-09-09）［2021-08-14］. https://www. medscape. com/viewarticle/521133.

② Blanc K L, Frassoni F, Ball L, et al. Mesenchymal stem cells for treatment of steroid-resistant, severe, acute graft-versus-host disease: A phase II study. *Lancet*, 2008, 371(9624):1579-1586.

③ Allison M. Genzyme backs Osiris, despite Prochymal flop. *Nature Biotechnology*, 2009, 27(11):966-967.

④ Allison M. Genzyme backs Osiris, despite Prochymal flop. *Nature Biotechnology*, 2009, 27(11):966-967.

西兰分别获得"有条件批准",用于治疗儿童急性 GVHD。[1] 2015 年，Mesolast 与日本 JCR 制药公司开展干细胞技术的合作，JCR 获得了 Prochymal 在日本的销售权，并将其改名为 Temcell，在日本上市。[2]

目前很多研发团队在研究难治性 GVHD 的新治疗方法，包括间充质干细胞治疗。间充质干细胞可来源于多种组织，包括脐带、脐带血、脂肪、骨髓等。在过去十多年，不同的研究团队使用不同来源的间充质干细胞治疗不同的疾病。2004 年，一个瑞典的研究团队称，其从半相合的第三方捐赠者的骨髓中提取间充质干细胞，治疗一例严重的急性 GVHD 患者，该临床治疗效果显著，由此推测间充质干细胞在体内具有有效的免疫抑制作用。[3] 从那以后，很多人开展间充质干细胞治疗 GVHD 的研究，但是结果却有争议。

有研究回顾了 30 项间充质干细胞治疗和预防 GVHD 的研究，其中 19 项研究涉及急性或慢性 GVHD 的治疗，11 项研究涉及 GVHD 预防，发现这些研究在研究对象的年龄和诊断、预处理的方案、HLA 匹配程度、造血干细胞的来源、给药方案、细胞的剂量、治疗反应标准等方面均存在显著差异；间充质干细胞主要来源于骨髓（83%）、脐带血（13%）或脂肪组织（3%）；这些研究仅将间充质干细胞治疗与常规治疗进行比较，但没有比较不同来源的间充质干细胞对 GVHD 的治疗和预防有什么不同的效果。因此，将来还需要努力协调，减少研究的异质性，阐明间充质干细胞在治疗 GVHD 中的

---

[1] Waltz E. Mesoblast acquires Osiris's stem cell business. *Nature Biotechnology*, 2013, 31(12):1061.

[2] 中国网医疗频道. 那些全球已上市的干细胞药物,你知道几个? (2021-07-20) [2021-08-14]. http://med.china.com.cn/content/pid/276207/tid/1026.

[3] Blanc K L, Rasmusson I, Sundberg B, et al. Treatment of severe acute graft-versus-host disease with third party haploidentical mesenchymal stem cells. *Lancet*, 2004, 363(9419): 1439-1441.

作用。①

　　周博研究团队当初选择骨髓原始间充质干细胞治疗移植物抗宿主病的原因是，如果用干细胞来治疗疾病，血液病相对安全一些。国际上已经认可干细胞可以治疗血液病，比如，造血干细胞骨髓移植已经有很长的历史了。尽管一些研究者试着用干细胞治疗多种疾病，比如心肌梗死，但他们的研究结果也是多种多样的。有人说这在实验室中的效果不错，但在临床研究中，结果时好时坏。② 安向研究团队认为，间充质干细胞对造血重建和移植物抗宿主病的恢复有很好的效果，其在研究中也发现了这一点。考虑到造血干细胞被用于治疗血液病有 30 多年的历史了，所以值得用间充质干细胞尝试治疗移植物抗宿主病。另外，该团队的合作者曾在干细胞移植中积累了大量的经验。这些因素促使该研究团队开展临床研究治疗移植物抗宿主病。③

第二节　规范之路

　　高校的实验室研究离不开政府相关部门的资助。从 1999 年起，周博研究团队就与国际同步率先开始了成体干细胞研究，提出并制定了成体干细胞基础和应用研究计划。该研究团队于 2000 年获得国家攀登计划资助，开展"间充质干细胞可塑性机制研究"；2002 年获得国家"863 计划"的第一个"组织器官工程"重大专项资助，开启我国"863 计划"面向干细胞技术应用的重大研究课题。该研究团队的研究还获得了国家自然科学基金，以及地方市政府等的多种科研

---

①　Rizk M，Monaghan M，Shorrk，et al. Heterogeneity in studies of mesenchymal stromal cells to treat or prevent graft-versus-host disease：A scoping review of the evidence. *Biology of Blood Marrow Transplantation*，2016，22(8)：1416-1423.

②　访谈，周博，2008 年 10 月 27 日。

③　访谈，安向，2008 年 7 月 28 日。

经费资助,在干细胞再生医学领域取得了一些原创性成果。周博研究团队在多潜能成体干细胞的研究中发表了大量论文。

早在 2003 年,研究团队发现来源于胎儿骨髓的 Flk1(+)CD31(−)CD34(−)细胞能够分化为内皮和造血细胞。这些细胞在胚胎期后有成血细胞的特征,可能有治疗造血和血管病的潜能。在这个研究发现的基础上,研究团队进一步的研究发现这个干细胞群被有效扩增后可以治疗 NOD/SCID 小鼠,因此有可能治疗人类的多种疾病,比如遗传障碍、器官机能障碍、组织修复等。后来,研究团队使用了一个体外模型来观察间充质干细胞以及其上清液在单核细胞来源的树突细胞(DCs)发育过程中的影响;用流式细胞术分析收获的DCs 的表型和胞吞能力;用 ELISA 来分析 DCs 对 IL−12 的分泌;同时,用 MLR 来评估 DCs 的抗原呈递作用。结果显示间充质干细胞及其上清液均利用 DCs 内吞作用进行干预,降低了它们分泌 IL−12和激活同种异型反应性 T 细胞的能力。因此,在 DCs 免疫调节和发育过程中,间充质干细胞会对其产生影响。

研究团队的研究也表明,稳定的混合造血嵌合性可以通过异基因 flk−1+Sca−1−b MSC 移植获得,这能产生异基因受体长久的免疫耐受性,延长皮肤移植耐受的状态。在另一项研究中,研究团队将 BALB/c 鼠(H−2Kd,白色)CM−DiI 荧光标签的 Flk−(1+)骨髓间充质干细胞移植到致死量照射的 C57BL/6 鼠(H−2Kb,黑色)身上,发现骨髓来源的细胞可以生成有用的皮肤细胞,这可能对干细胞生物学和移植治疗皮肤组织损伤有很重要的科学意义。所有这些临床前研究的发现推动了周博研究团队向国家食品药品监督管理局申请干细胞产品,帮助白血病患者减少患移植物抗宿主病的机率。

从 2003 年开始,周博研究团队与中国药品生物制品检定所——国家食品药品监督管理局下属的一个药检机构——一起研究制定基于干细胞的产品的质控标准。由于研究团队的干细胞治疗是异基因的,中国药品生物制品检定所决定,该干细胞产品应该属于《药品注册管理办法》中生物制品下的第三类在研新药。因为这是中国第一例干细胞产品的申请，中国药品生物制品检定所也不是很清楚该如何制定产品标准，所以周博研究团队将一些基本材料递交过去，向其解释，同其协商，随后中国药品生物制品检定所阐明在研发中必须满足的条件，比如，干细胞的质量、体内和体外评价系统、标准操作规程（SOP）等。[①]

2004 年 12 月，中国第一个干细胞产品"骨髓原始间充质干细胞"得到国家食品药品管理局的批准，开始 I 期临床试验。周博研究团队和北京一所医院的乙课题组共同设计了临床前和 I 期临床试验，评估静脉注射 Flk−1（＋）CD31（−）CD34（−）间充质干细胞的可行性和安全性。这些细胞分别从猕猴和志愿者的骨髓中提取，最多传代 6 次。染色体组型分析表明，Flk−1（＋）CD31（−）CD34（−）间充质干细胞在 6 代扩增之内保持正常的二倍体，所以研究团队将这些细胞分别移植到猕猴和志愿者身上观察其反应。研究团队在注射前后测试间充质干细胞接受者的血压、骨髓、肾和肝功能，发现接受者的生命迹象都是正常的，没有什么重大变化。这些结果表明，Flk−1（＋）CD31（−）CD34（−）间充质干细胞通过静脉注射后没有明显的副作用，这给予了研究团队进一步研究干细胞产品的信心。2006年，研究团队得到国家食品药品监督管理局的批准，开始 II 期临床试验。

研究团队发现，将干细胞基础研究转化为临床应用极其困难，而且还要发表成果来"兑换"干细胞研究的经费。尽管研究团队已经发表了临床前研究的论文，而且被国家食品药品监督管理局批准开展临床试验，但是临床研究的风险和不确定性还很难估计。在实验室中，大量基础研究重视动物模型，因为其对决定一种新的行为机制是否会转化为下游的结果（安全性和有效性）很有价值。尽管研究者在

---

① 访谈，周博，2008 年 10 月 27 日。

之前发现,很多疾病模型可以通过以前的机理来预测药物的有效性,但是,仅仅基于动物模型得出的结果,却通常不能准确预测药物在人身上的生物反应。[①] 从动物模型推断出的数据资料,对整个人体组织研究有重要贡献,但是当研究扩大到更多人群时,在小规模 GAP1 转化研究中识别出的资料用于预测药物反应,还是充满了不确定性。[②]确实如此,在临床试验中,研究团队意识到,干细胞转化研究主要的科学障碍在于,动物和人类之间的不同,在动物研究中被测试有效的药,用到临床试验中的人身上时并不一定有效,患者的状况比动物研究中模拟的状况更复杂,所以研究人员还需要不断地调整研究方案,测试治疗的有效性。

研究团队在开发干细胞产品时还发现,要找到真正有效的干细胞还需要基础和临床的合作。[③] 在临床和转化研究中,科学家不仅应该提供干细胞个性化治疗研究方案的科学原理,而且应该和临床医生之间建立一种反馈系统,这对研究干细胞治疗很有帮助。但是,打破长期建立起来的学科间的差异性,是转化研究的一个艰巨任务。科学家和临床医生之间的双向交流并不太容易实现,因为科学家的主要任务是在实验室里用动物做研究,发表论文,而临床医生平时给患者看病就已经很忙碌,很少有时间能够跟踪科学研究发展的最新文献。[④] 这也突出了特殊培训过的专业研究人员的重要性。

干细胞转化研究对研究者的要求很高。既接受过实验室的科学训练,又有临床经验的医生科学家,在转化研究中才可以起到关键作

---

① Sabroe I, Dockrell D, Vogel S N, et al. Identifying and hurdling obstacles to translational research. *Nature Reviews Immunology*, 2007, 7(1):77-82.

② Suarez-Kurtz G. Pharmacogenomics in admixed populations: The Brazilian pharmacogenetics/pharmacogenomics network—REFARGEN. *The Pharmacogenomics Journal*, 2004, 4(6):347-348.

③ 访谈,周博,2008 年 10 月 27 日。

④ Butler D. Translation research: Crossing the valley of death. *Nature*, 2008, 453 (7197):840-842.

用。尽管有些科学家和医生是他们学科中的专家，但并不能胜任转化研究工作，将基础研究和临床研究两方面的知识连接起来。比如，科学家习惯于假设性的、基于证据的推理，而不善于更感官的基于信念的推理。① 干细胞临床转化具有复杂性和艰巨性，没有临床研究经验的科学家，很难胜任干细胞临床试验工作，他们也不知道如何在疾病中找问题。正如周博提道的："干细胞的诱导真的是科学家想象不出来的，它一定是在临床的基础上设计出来的，尤其是Ⅱ期临床。Ⅱ期临床完全是一个新的、探索性的过程。如果你没有临床经验的话，就找不到最好的适应证，就设计不出最好的临床方案。…… 干细胞真的很复杂的、瞬息万变，绝对不是固化的东西，而是鲜活的。你怎么能找到这个细胞的适应证？ 它很有灵性，真的是很神奇的东西。……所以基于对药的理解，对疾病的理解，才能设计出最好的方案来找出这个药，使其能够治疗疾病。"②

周博就是一位接受过双重训练的研究人员，这对于研究团队的转化研究很有帮助。即便如此，研究团队在努力使干细胞从科学研究走向临床应用的过程中，也遇到了其他挑战。在Ⅱ期临床试验中，研究团队发现开发基于干细胞的产品和疗法比传统的化药更贵、更复杂。比如，从不同捐赠者骨髓中提取的干细胞是不同的，在临床试验中，即使同一批次（从同一个捐赠者骨髓中提取）的干细胞，对每一位患者的治疗效果都不一样。研究团队认为，想要成功地创造出像干细胞治疗这样先进的治疗手段，必须有一个好的科研团队，以及产学研结合，这样早期的科研结果才有可能向临床研究推进。③

2005 年 11 月，周博研究团队所在机构和华北的一个经济技术开发区签订了协议，合作开发干细胞产品。当时的国家政策不允许高

---

① Paul M. Translational investigators: Life sciences' application engineers. *Nature Biotechnology*, 2007, 25(7):817-818.

② 访谈，周博，2008 年 10 月 27 日。

③ 访谈，周博，2009 年 2 月 12 日。

校的科研机构开发自己的产品,所以研究团队将知识产权转让给一家公司。这家公司决定在干细胞治疗产品上投钱,从产品研发的早期阶段开始,就给予周博研究团队经济支持。研究团队临床研究的经费部分来自国家和地方政府,比如科技部"863计划"、国家自然科学基金委、所在地的科技部等,部分来自合作公司。研究团队假设,Ⅲ期临床试验的成功取决于产业的充足经费、多中心有效的干细胞临床试验、大规模的细胞制备,而这些都是研究团队面临的挑战。①

除了上述挑战,研究团队还面临干细胞研发中的国家监管问题。由于研究团队的成果是国内第一批进入干细胞临床试验的干细胞产品,中国还在探索新兴科技的监管方法。作为异基因的干细胞治疗产品,中国将此作为创新类药物进行评审。在周博看来,由于没有审批此类产品的经验,中国的监管部门对于这类药物的审批非常谨慎。

"实际上我们在前期很有优势,但是审批过程拖延了我们的时间,但这也有好处,因为这样我们的产品会更规范,经得起严格检验……我所在的大学是一个非常传统的、规范的大学,所以我们必须按照规范去做。一开始是很痛苦的,要投入很多的人力、物力,花很多时间去申报。其实整个过程真是比美国还严格,花的时间还长。……我了解过奥西里斯是通过FDA获得审批的,比我们宽松。审批完Ⅰ期以后,Ⅱ、Ⅲ期是一块儿审批的。通过孤儿药的快速通道,一下子就把时间缩短了。中国人非常谨慎小心,一期一期地审批,一期就要一年的时间。"②

当时中国对于干细胞临床转化研究方面的管理不明确,在这种不确定的政策环境中,研究团队也很无奈,因为监管政策问题,临床试验无法正常进行下去。周博担心:"如果将来出现新的管理办法,将干细胞治疗作为临床应用技术,那么就对我们非常不公平,其他人

---

① 访谈,周博,2008年10月27日。
② 访谈,周博,2008年10月27日。

可能会抢到我们前面去。"[1]

2018 年，药审中心开始重新受理干细胞药物临床试验，在被批准开始临床试验的产品中，就有周博研究团队和企业合作申请的异体骨髓来源的间充质干细胞治疗 GVHD 临床试验。经过十多年的等待，研究团队按照新的评审要求，重新准备材料申请临床试验。在这之前，研究团队的临床研究——异基因间充质干细胞治疗造血干细胞移植后发生的 GVHD 试验在 ClinicalTrials.gov 上进行了注册。研究团队获得了科技部"干细胞及转化研究"专项等的资助，一直在研究干细胞移植的分子免疫调控机理与关键技术在免疫相关疾病临床转化中的应用。周博研究团队的干细胞药物在临床试验中的最终结果还需要时间验证。

第三节　创新之路？

同样面对监管政策上的不确定性，安向研究团队尝试了另一种临床研究的路径。安向研究团队所在的研究中心成立于 2003 年 1 月，其覆盖了基础医学和临床医学的多个学科，如分子生物学、生物化学、免疫学、遗传学、组织胚胎学、发育生物学等，是教育部立项建设的干细胞与组织工程重点实验室。

据介绍，该研究中心的研究可分为三个部分。一是基础研究。比如有些学生和研究人员通过基因敲除手段，研究某个基因的功能及其是否和干细胞相关。这部分研究是为了训练学生，让他们学习基本技能，知道系统科学怎么研究，同时基础研究也能确保研究中心不断发表好的文章。"发表文章很重要，对每个人的发展，对于学生的发展和找工作很重要，我觉得更重要的一点是让大家来评价，让外面的人来评价，而不只是自己评价，要用国际的语言来介绍自己的工

---

[1]　访谈，周博，2008 年 10 月 27 日。

作。因为这种文章发表之后，很多人会给我们写信，告诉我们他们在做什么，我们有没有可能合作，或者认为我们哪个地方做的不好。我觉得这样很好，有沟通交流的机会，要不然在国内发表文章，发表了可能也就扔在那儿了。"①

二是基于"投机"。安向笑着解释为什么他用"投机"这两个字。"我们要选定一些方向，要创新。我每天坐在这儿会想一些乱七八糟的东西，有时候学生跟得上，有时候跟不上。不要怕想，想出来之后我们再去评估。但要先想好这件事值不值得做，值得做，我们就去评估，看自己有多大的把握去做这件事情，有多大的实力，多大的本钱做这件事，评估以后如果超过60％，我们就干。……实际上我在美国学的不是技术，而更多是想法，就是怎么样在有限的时间去做一些大事。对我们来说最好的时间就是15年左右，这会激发你去奇思妙想，有时候做梦的时候都想。有时候我想到一些事情，然后让学生去实施，若做不好也没事。有时候发现别人已经做了，可能是国外的同行，也并不是特难受，实际上在这个过程中，你一直在和最聪明的人较量。也许我是一个智力很一般的人，但在这个过程中，会发现自己在进步。沮丧只是一瞬间，且会觉得这种感觉很好，别人不知道，只有自己知道。对于学生也一样，学生要先跟上我，然后再超过我。我会给帮我的人一个开放的环境。"②

三是和应用研究相关。在安向看来，这部分研究对于维持研究中心的生存也很关键。现在省里和市里都重点支持应用研究。如果研究团队想要获得省里和市里的经费，就必须做应用研究。传统的基础研究是硬指标，是一定要做的，而且研究人员要通过基础研究发表论文。同时，他们也要申请到应用研究的经费，获得和别人合作的机会，并且用这些经费去支持前面两部分的研究。安向也意识

① 访谈，安向，2008 年 7 月 28 日。
② 访谈，安向，2008 年 7 月 28 日。

到，现在科研机构的评审体系和奖励机制，很多时候会促使研究者
去申请经费，而且科研机构也希望申请到更多的项目经费，这些项
目往往 3—5 年就需要结项考核。资助机构希望项目有产出，但科
学研究和产品研发需要一个长期的过程。

研究中心从 2000 年开始从事间充质干细胞研究。安向过去一
直坚持传统的想法，也就是只有经过监管部门批准后，才可以开始临
床研究，但一次意外的经历改变了他的想法。安向的医生朋友曾建
议他尝试用间充质干细胞移植治疗移植物抗宿主病患者，但多次被
安向拒绝。有一天，他的医生朋友将其患者送到了研究中心。安向
说他看到这个患者的时候，吓了一跳，"那是个很热的夏天，一个女人
就坐在那儿（他指着旁边的一个座位），整个人都被包裹起来，就露出
了一双眼睛。我从房间出来看到她，问她找谁啊。她说找我。我朋
友给我打电话，问治不治。我说治。所以就是这么开始的，我当时看
到的是一个非常难受的现象"①。

安向的决定也是基于其他研究者的报告和经验。当时国内干细
胞临床转化的相关政策还不明确，仍处于干细胞作为药品还是临床
技术，审批监管由国家食品药品管理局还是卫生部负责的争议中。
他曾经读到一篇发表在《柳叶刀》上的文章。这篇文章报导了第一例
用间充质干细胞治疗移植物抗宿主病的患者。一个小孩患了移植物
抗宿主病，每天腹泻无数次，但没有有效的治疗方法。研究者将他妈
妈的骨髓间充质干细胞移植到孩子身上，这个孩子活下来了。这个
案例给他的印象特别深。② 后来，他得知美国奥西里斯治疗公司已经
开始间充质干细胞治疗移植物抗宿主病的临床试验，但他不想参照
奥西里斯治疗公司的方法，因为他觉得这类临床研究的时间太长，仅

---

① 访谈，安向，2008 年 7 月 28 日。

② 具体见 Blanc K L, Rasmusson I, Sundberg B, et al. Treatment of severe acute
graft-versus-host disease with third party haploidentical mesenchymal stem cells. *Lancet*,
2004，363(9419)：1439-1441.

靠自己所在省市的科研经费，无力承受这样的研究。

安向想和本省的大型医院合作，一起进行间充质干细胞治疗移植物抗宿主病的临床研究，共同设计临床试验方案，由研究中心提供同样的干细胞，在不同的医院开展临床试验，然后用统一的标准评价治疗效果。如果经过两到三年，工作成果令人满意的话，希望能够得到卫生部的批准，将这种干细胞临床应用方案推广到中国其他各地，这样患者就能够用更少的钱享受更好的服务。[①]

转化研究是一门新的学科，必须融合基础科学和临床研究。因为转化研究无法由缺乏临床研究技能的大学研究机构轻易完成，也同样无法让缺乏实验室研究技能的一家诊所或医院独立完成。[②] 学科间的相互合作对转化研究非常重要，这就像"让管弦乐队一起演奏"或者"让所有重要的人物坐到一张桌子旁"[③]。安向也意识到干细胞转化研究需要合作，既然决定做这个临床研究，就希望其能做得长远一些，结果更可靠，所以他会选择一些合适的合作伙伴。在选择合作伙伴时，安向会考虑两个要素：第一，有兴趣做这项研究的人。第二，有一定权力和担当的人。因为这项研究是有风险的，需要敢担当的院长、科室主任支持。

安向对他的研究团队非常满意。"这个团队中没有哪一个人被人家说不好，至少我接触的每一个人都为患者着想，深夜 12 点多，还守在患者旁边，这很让我感动，他们在完成平时的临床工作之外愿意去尝试。我们这个团队现在有十个人，是一种非常大的力量。我们一个月会有一次碰头会，探讨一下病例……他们都是非常有经验的，而且我们选择的这些医院都是本省规模较大的，也是整个南方地区

---

① 访谈，安向，2008 年 7 月 28 日。

② Pober J S, Neuhauser C S, Pober J M. Obstacles facing translational research in academic medical centers. *The FASEB Journal*, 2001, 15(13):2303-2313.

③ Adams J U. Building the bridge from bench to bedside. *Nature Reviews Drug Discovery*, 2008, 7(6):463-464.

规模较大的。"①在开展临床研究前，研究团队会先取得合作医院伦理审查委员会的同意，在临床研究中获取受试者的知情同意书，这些受试者都是找不到其他治疗方法的患者，临床研究的相关资料在市卫生部门备案。

在转化医学中，和商业部门相比，学院和其研究机构不太有经验处理知识产权问题，也不是很清楚向管理当局申请批准的过程，因此，解决这个问题的最佳途径是促进学院产业合作。② 研究机构可以得到企业的资助，开展药品研发项目，将基于研究的证据结合到临床研究实践中，从而满足公共健康的需要。同时，和学院的合作会改善企业的商业模式和创新系统。

安向觉得，在临床研究这个阶段，他需要其他人的帮助和合作，企业能解决临床研究中非常具体的问题，这就是为什么他会和企业合作。如果研究中心的干细胞产品能确保安全性和有效性，接下来如何通过审批，进入市场等问题就需要企业来完成。为了对社会有所回报，让患者不需要花很多的钱就能用得上他们的产品，安向说会坚持这项研究，但还是担心研究工作坚持不下去，因为需要说服政府给他们提供经费，并用最快的时间拿出一个准确的评价结果。③

从 2008 年至今，安向作为项目负责人主持了 20 余个科研基金项目，包括所在省市的科技计划项目、科技部"干细胞及转化研究"重点专项、国家自然科学基金项目。这些项目重点聚焦间充质干细胞治疗产品的开发和应用。安向研究团队还致力于完善人类间充质干细胞库，建立适合临床应用的间充质干细胞的操作规范与标准，尝试用间充质干细胞治疗移植物抗宿主病、强直性脊柱炎、肝衰竭等疾病。在间充质干细胞治疗移植物抗宿主病方面，研究

---

① 访谈，安向，2008 年 7 月 28 日。

② Littman B H, Mario L D, Plebani M, et al. What's next in translational medicine? *Clinical Science*, 2007, 112(4): 217-227.

③ 访谈，安向，2008 年 7 月 28 日。

团队在 ClinicalTrials. gov 国际平台上注册了 5 项临床试验(Ⅱ期或Ⅲ期)，用间充质干细胞治疗慢性和急性移植物抗宿主病。研究团队还研究了间充质干细胞治疗移植物抗宿主病的细胞和分子机制，阐明了 CD5＋调节性 B 细胞、CD8＋CD28－调节性 T 细胞、CD27＋记忆性 B 细胞等在改善慢性 GVHD 中的作用。除了在高影响因子的国际期刊发表学术论文，研究团队也获得了一些奖项，比如，"异基因造血干细胞移植中相关并发症防治系列研究"获得了省科学技术奖励二等奖、中国抗癌协会科技奖，"间质干细胞的治疗机制与转化应用研究"获得了中华医学科技奖青年科技奖。

目前，安向在一家生物科技有限公司担任首席科学家，这家公司成立于 2016 年。公司自主研发的首个干细胞注射液——CG-BM1 异体人骨髓间充质干细胞注射液——于 2021 年 12 月正式获得国家药品监督管理局药品评审中心的药物临床试验批准，适应证为感染引起的中重度成人急性呼吸窘迫综合征(ARDS)。

第四节　对比分析

在 2009 年之前，中国关于干细胞临床和转化研究的监管政策多次发生变动，产生不少争议。周博研究团队和安向研究团队采用不同的路径，希望其干细胞产品得到官方批准。不明确的监管环境增加了干细胞转化研究中的不确定性。同时，其他多重原因也促使两个研究团队采用不同的策略。

其中一个原因是地域差别。周博研究团队和安向研究团队位于中国的一北一南，所在城市都是中国生命科学研究中心，干细胞研究的重镇。周博研究团队的条件，包括前期的研究基础，所在高校和能获得的各种资源，相对更有利于开展干细胞临床试验。周博研究团队的理念是，开展临床研究前需要完成相关研究，包括大动物评价，以及获得监管部门的批准，因此其干细胞产品的临床试验是在国家食品药品监督管理局的管理下进行，并邀请第三方医院评价治疗效果。

在安向研究团队所在的省市，2008年6月，12家从事干细胞与再生医学研究的科研院所、医疗机构和企业在国内率先成立了干细胞与再生医学技术联盟。其中六家理事单位，包括安向研究团队所在的研究中心，为该市重大科技专项计划项目——重大疾病干细胞治疗关键技术和临床应用项目的承担单位。该联盟旨在进行干细胞基础研究、技术创新、产业化的战略规划；推动联盟成员之间的技术合作，组织开展技术协作和攻关、资源共享；开展技术培训，为干细胞研究的发展提供坚实的技术保障；开展干细胞技术领域的科技交流活动；有步骤地推进产业化。

虽然两个研究团队都在从事间充质干细胞治疗移植物抗宿主病的临床转化研究，但由于两个研究团队的研究基础、各自擅长的专项有所不同，其在动物研究和临床研究中选择的细胞来源、给药方式、剂量等都不同。和国际同行一样，间充质干细胞治疗移植物抗宿主病仍在不断摸索中，还未形成统一的临床试验标准。尽管在细胞培养和动物研究中，间充质干细胞已显示出强大的免疫抑制作用，但是人和小鼠的免疫系统，及其间充质干细胞之间存在许多差异，研究者不知道间充质干细胞如何在人体中发挥作用，对细胞治疗作用机制的理解还有限，这使得干细胞临床试验更为复杂。[①]

周博研究团队和安向研究团队的工作证明，科学研究不只发生在实验室内部，科学家还必须去实验室外部，寻求社会力量，包括研究经费、有共同兴趣和目标的盟友、有利的地方和国家政策。一个产品从科学想法到市场的各个阶段都需要投入资金，且资金呈指数增长，每个阶段所需的时间和人力等也是如此。研发者需要建立更大、

---

① Allison M. Genzyme backs Osiris, despite Prochymal flop. *Nature Biotechnology*，2009，27(11)：966-967.

更强的社会网络，应对各个阶段出现的问题。①

　　本章中两个研究团队的案例将我们的注意力引向转化医学中一个重要的方面：从实验室到临床的各种转化路障。周博研究团队在2006年拿到国家食品药品监督管理局异基因干细胞临床试验Ⅱ期批文，但是在转化研究过程中发现，动物模型和人类之间的科学障碍依然存在。为了开展临床试验，科研机构不得不和医院合作。等到后期临床试验以及产品开发时，为了克服经济困难，学院和企业的合作成了一种必然。尽管申请国家食品药品监督管理局的药物临床试验是个长期而艰难的过程，但是周博研究团队还是想尽力通过严格的管理程序，一个被其视为是获得合法性所必需的过程，完成干细胞转化研究。

　　在2009年之前，考虑到将来干细胞有可能被定义为临床应用新技术而不再是药品，监管主体将从国家食品药品监督管理局改为卫生部，安向研究团队利用其和省内各大医院组成转化研究团队的优势，通过多中心合作，试图尽快完成临床试验，向卫生部申请临床应用批文，将干细胞治疗推广到全国各医院。对于高校科研机构的科研人员而言，其主要的奖励机制基于论文发表、项目资助情况，不善于准备和递交临床试验，以及产品上市前审批所需的各种材料，因此需要产学研合作，克服转化路障。安向研究团队希望扬长避短，避开传统的监管路径，尝试新的路径开展临床研究。

　　总之，科研机构的研究人员必然需要在实验室中做大量的基础研究，但是从基础研究走向临床应用的路上充满了挑战，其不仅仅来自科学技术方面，还来自经济和国家管理方面。中国特殊的管理环境使研究者有更多的想象，推测将来的管理办法，尝试不同的研究进路。干细胞从基础研究通往临床应用是一条革命之路，只有克服各种艰难险阻才有可能走到终点。

---

　　①　拉图尔. 科学在行动：怎样在社会中跟随科学家和工程师. 刘文旋，郑开，译. 北京：东方出版社，2005.

第五章　干细胞产业化:实验室和临床的互动

如果说科研机构的干细胞临床转化网络还不够大、不够强,行动者还不够多,无法成功实现干细胞转化,那么建立一个更大、更强的干细胞产业化网络,聚集更多的行动者,是否就有可能开发出干细胞产品? 基于中国医学科学院北京协和医学院血液学研究所血液病医院(以下简称血研所)在血液学、干细胞研究和应用方面的优势,天津建立了干细胞研究和应用的国家平台——国家干细胞工程产品产业化基地和国家干细胞工程技术研究中心,其中包括科研机构、干细胞公司、干细胞库,以及医院等重要组成部分。天津干细胞转化医学网络的核心是建立干细胞产业化创新体系,这是中国干细胞研究的一个缩影。

本章将以天津干细胞转化医学网络为例,展示干细胞临床转化的复杂性,分析天津的干细胞转化医学的模式,以及其中的异质元素之间如何相互作用,如何与科学、技术、社会、经济和政治变量相关联,以实现中国生产细胞疗法的系统目标;再比较天津模式与国外的三个转化医学项目:英国的细胞和基因治疗弹射器、日本的诱导多能干细胞研究网络、美国加利福尼亚州再生医学研究所,分析其中的优缺点，讨论这些转化医学项目对细胞治疗行业的启示。[①]

本章提出，干细胞转化医学网络是由多个"人"和"非人"行动者构成的复杂网络，其中包含干细胞产业链中的各种组织（如研究机构、医院、企业）、人员（如科学家、医生、企业家、患者）、实体的人工物（physical artifacts，如实验室设备、原材料、存储基础设施）和非实体的人工物（nonphysical artifacts，如行业标准和规范、商业模式、管理策略）；不同的行动者之间存在或多或少的联系、互动或合作，并受到科学、技术、社会、经济和政治等变量的影响。

第一节　网络中的行动者

天津干细胞转化医学网络的核心和源头是血研所。1957年，血研所由中国血液学创始人邓家栋教授奉命组建，是我国首个血液学专业研究机构（包括附属医院）。其名称曾为"中国人民解放军军事医学科学院输血及血液学研究所""中国医学科学院输血及血液学研究所""中国医学科学院血液学研究所"等。血研所是我国目前最大的集医疗、科研、教学、产业于一体的国家级科研型血液病专业医疗机构。血液病医院设有贫血诊疗中心、白血病诊疗中心、干细胞移植中心、淋巴瘤诊疗中心、儿童血液病诊疗中心等，是国内血液病诊断和治疗的三级甲等专科医院。自首次评选起，连续八年获得"中国医院专科声誉排行榜"血液学第一名，连续四年获得"中国医院科技影响力排行榜"血液病学第一名，引领着我国血液学研究领域的发展。作为"血液学国家队"，血研所自1960年起开展各类培训班，被誉为中国血液学的"黄埔军校"。依托于血研所的实验血液学国家重点实验室建于1988年，于1991年通过国家验收后正式运行，是我国血液学领域唯一的国家重点实验室，

[①]　本章部分内容源自：Chen H. Stem cell translational medicinal: The Tianjin model revisited. *Stem Cells Translationul Meclicine*, 2021, 10(Suppl2):54-59.

主要从事血液学领域,特别是血液病相关的基础与转化研究。

曾在法国工作近十年的血液学和干细胞学专家韩忠朝教授于1997年在血研所建立了中法血液学合作实验室,随后到血研所任职。韩忠朝的愿景是把优秀的科研成果转化为技术产品和社会效益。他致力于打造干细胞转化医学的"技术系统"①,实现干细胞创新和产业化。"转化不是自然发生的,从某种程度上说,发明本身是最容易的部分。如果创新无法吸引开发它所需要的资源,那创新就无法创造价值。价值一美元的学院发明或发现需要不少于一万美元的私人资本将其带入市场。"②

作为一个系统建设者,韩忠朝在2000年初就着手建立干细胞转化医学系统的基本组成部分。2001年,血研所与上海望春花集团(现为中源协和细胞基因工程股份有限公司)合作,成立了天津协和干细胞基因工程有限公司。同年9月,天津市脐带血造血干细胞库经卫生部批准设立,于2002年10月通过卫生部执业验收,是天津唯一合法的脐带血库、国家干细胞产品产业基地的重要组成部分。这个脐带血库以血研所、实验血液学国家重点实验室为技术依托,由中源协和细胞基因工程股份有限公司运行管理。该库分为两部分,其中公益性脐带血造血干细胞库的建设得到了美国中华医学基金会(CMB)的支持,而自体干细胞库由血研所参股的协和干细胞基因工程公司所建。

2002年,国家干细胞工程技术研究中心获得科技部批准。2004年,细胞产品国家工程研究中心经国家发改委批准成立,天津昂赛细胞基因工程有限公司是其法人单位。国家干细胞工程技术研究中心依托于血研所,是我国目前唯一的国家级从事干细胞技术及其产品

---

① Hughes T P. The Evolution of Large Technological Systems//Bijker W E, Hughes T P, Pinch T. *The Social Construction of Technological Systems: New Directions in the Sociology and History of Technology*. Cambridge, MA: MIT Press, 2012:45-76. Hughes T P. The electrification of America: The system builders. *Technology and Culture*, 1979, 20(1):124-161.

② Schwartz K, Vilquin J T. Building the translational highway: Toward new partnerships between academia and the private sector. *Nature Medicine*, 2003, 9(5):493-495.

研究与开发的机构。中心的主要研发方向是建立符合国际标准的临床适用性造血干细胞库和间充质干细胞库及相关质量控制体系,开发干细胞及相关治疗产品的工程化制备技术及产品,建立干细胞移植实验动物模型,开展干细胞移植治疗疾病的临床前研究,开展探索性临床试验,评价干细胞的安全性和临床有效性。中心下辖四个基本单元:中心总部暨干细胞技术产品研发部(设在中国医学科学院血液学研究所泰达生命科学技术研究中心,该中心于 2002 年由血研所与天津经济技术开发区合作成立)、天津市脐带血造血干细胞库、干细胞技术基础研究部和临床应用研究部(都设在血研所内)(见图 5-1)。

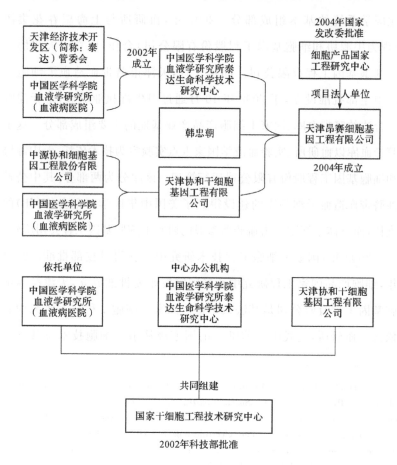

图 5-1　天津干细胞转化医学网络组成部分

　　经国家发改委和天津市卫生局批准建设的天津协和医院坐落于天津华苑产业园区，总投资将近1亿元。天津协和医院于2007年5月26日举行落成典礼。医院以干细胞移植、细胞疗法和基因诊断为特色，旨在与天津市脐带血造血干细胞库等机构一起进一步完善国家干细胞工程产品产业化基地的产业链，实现干细胞科研、储存和应用于一体，打造一个技术先进、设备齐全、配套完善、规模较大的以干细胞技术为依托的干细胞治疗中心。

　　在早期，韩忠朝的研究团队致力于造血干细胞研究，并尝试用自体外周血干细胞移植治疗严重下肢缺血的患者，[①]血液干细胞技术及其应用研究于2009年获得国家科学技术进步奖二等奖。在间充质干细胞临床应用安全性研究之后，研究团队开展了脐带来源的间充质干细胞治疗轻度移植物抗宿主病[②]和难治性血液恶性肿瘤[③]等疾病的临床研究。韩忠朝提出围产期组织，包括脐血、脐带和胎盘，是间充质干细胞的重要天然来源。[④] 最近几年，研究团队率先建立了胎

---

　　① Huang P P, Li S Z, Han M Z, et al. Autologous transplantation of granulocyte colony—stimulating factor—mobilized peripheral blood mononuclear cells improves critical limb ischemia in diabetes. *Diabetes Care*, 2005, 28(9): 2155-2160; Huang P P, Li S Z, Han M Z, et al. Autologous transplantation of peripheral blood stem cells as an effective therapeutic approach for severe arteriosclerosis obliterans of lower extremities. *Thromb Haemost*, 2004, 91(3): 606-609; Huang P P, Yang X F, Li S Z, et al. Randomised comparison of G-CSF-mobilized peripheral blood mononuclear cells versus bone marrow-mononuclear cells for the treatment of patients with lower limb arteriosclerosis obliterans. *Thromb Haemost*, 2007, 98(6): 1335-1342.

　　② Wu Y M, Cao Y B, Li X H, et al. Cotransplantation of haploidentical hematopoietic and umbilical cord mesenchymal stem cells for severe aplastic anemia: Successful engraftment and mild GVHD. *Stem Cell Research*, 2014, 12(1): 132-138.

　　③ Wu Y M, Wang Z H, Cao Y B, et al. Cotransplantation of haploidentical hematopoietic and umbilical cord mesenchymal stem cells with a myeloablative regimen for refractory/relapsed hematologic malignancy. *Annals of Hematology*, 2013, 92(12): 1675-1684.

　　④ 韩忠朝. 围产期干细胞. 北京：科学出版社，2020.

盘源性干细胞库,并进行了转化研究、产品开发和应用。[①]

在韩忠朝担任中国医学科学院血液病医院(中国医学科学院血液学研究所)所院长(1997—2004 年)和实验血液学国家重点实验室主任(1998—2008 年)期间,天津在已有血研所的基础上建起了干细胞产业链的各个重要组件:处于产业链上游的是干细胞库,采集和存储围产期组织来源的干细胞;处于中游的是干细胞药物研发机构,包括血研所、泰达生命科学技术研究中心、天津昂赛细胞基因工程有限公司等;处于下游的是干细胞临床研究和应用的医疗机构,包括天津协和医院等。

程涛是中国医学科学院北京协和医学院长聘教授,曾任美国匹兹堡大学终聘教授,现任中国医学科学院血液病医院(中国医学科学院血液学研究所)所院长、实验血液学国家重点实验室主任,主要从事造血干细胞调控、移植技术和成药性研究。他接替韩忠朝,继续在天津推动干细胞转化医学,拓展和优化天津模式。在中国医学科学院北京协和医学院系统内,程涛于 2009 年在中国医学科学院建立了干细胞医学中心,以促进基础科学、临床研究和干细胞企业的合作。

为加强人才培养,2012 年,程涛成立了北京协和医学院干细胞与再生医学系,招收具有临床背景的本科生攻读干细胞与再生医学专业硕士和博士学位。邀请来自基础医学、临床医学、质量控制、细胞制造、生命伦理学等多个学科的专家授课。为了推动干细胞和再生医学研究成果的临床转化和应用,更好地服务患者,中国医学科学院再生医学诊疗中心依托干细胞医学中心和干细胞与再生医学系,

---

① Du W Y, Li X, Chi Y, et al. VCAM-1 + placenta chorionic villi-derived mesenchymal stem cells display potent pro-angiogenic activity. *Stem Cell Research & Therapy*, 2016(7):49; Jiang R H, Han Z B, Zhou G S, et al. Transplantation of placenta-derived mesenchymal stem cells in type 2 diabetes: A pilot study. *Frontiers of Medicine*, 2011, 5(1):94-100; Liang L, Li Z J, Mao T et al. Transplantation of human placenta-derived mesenchymal stem cells alleviates critical limb ischemia in diabetic nude rats. *Cell Transplantation*, 2017, 26(1):45-61.

于 2019 年成立。为加强国际合作、交流和扩大影响,血研所继续与国外科研机构合作,邀请血液学和干细胞领域的顶级学者到此访问,并在天津组织了一系列干细胞和血液学的国际会议和论坛,提升国际影响力。

人员、专业知识、空间和资金的限制也促使血研所寻求外部资源。在"十三五"期间,血研所在天津市华苑产业院区建立了分院区,于 2018 年 12 月正式启用,打造临床研究和技术转化示范区,拓展儿童血液病和造血干细胞移植等诊疗服务,并建立了血液病及干细胞临床试验基地、基础血液学与干细胞再生医学技术转化中心。程涛意识到,与质量相关的生物研究和标准规范是促进干细胞产品和产业良性发展的关键,但我国干细胞产品的生产缺少国家质量控制标准,这一直是干细胞转化医学的一大障碍。"十四五"期间,为了促进细胞产品的研发、质量控制和应用,血研所与天津药物研究院达成共识,共建质控中心,合作成立了天津和创生物技术有限公司。

近年来,天津干细胞转化医学网络迎来进一步拓展的机会。无论是《天津市生物医药产业发展三年行动计划》(2018—2020 年),还是天津市生物医药产业发展"十三五""十四五"专项规划,都支持干细胞创新药物的研发和应用。其中"十四五"规划提出要加快政策创新,"放宽干细胞等前沿技术的准入","在天津自贸区内探索开展细胞治疗的'风险分级、准入分类'管理,允许相关政策在中日(天津)健康产业发展合作示范区落实"①。2020 年 4 月,国家发改委正式批复设立中日(天津)健康产业发展合作示范区,旨在做大做强健康产业集群,血研所在此示范区建设了中国医学科学院血液病医院(团泊院区),为进一步发展创造了条件。为了加速细胞产业的技术创新,滨

---

① 天津市工业与信息化局.关于印发天津市生物医药产业发展"十四五"专项规划的通知.(2021-11-12)[2022-02-25]. http://gyxxh.tj.cn/ZWGK4147/ZCWJ6355/wjwj/202111/t20211112_5702172.html.

海新区出台了《滨海新区细胞产业技术创新行动方案》《关于 2020 年"滨海新区细胞产业技术创新行动方案"工作要点通知》等,提出建成以细胞和基因治疗为代表的,生物医学新技术临床试验与应用基地,打造辐射全国的健康医疗示范区。

血研所与滨海新区政府开展全面战略合作,助力滨海新区打造京津冀特色"细胞谷"试验区。"细胞谷"的理念和发展逻辑类似于美国加利福尼亚州的全球高科技创新中心"硅谷",汇集了创新型企业、顶尖人才、风险投资、研究项目、优惠政策等要素。"细胞谷"的设计参考了 2025 年和 2030 年版的美国细胞制造路线图。[①]"天津细胞产业创新型集群"入选了 2021 年国家级创新型集群试点,将为血研所以及天津市的干细胞产业化提供多方面的资源,打造具有国际影响力的细胞技术转化基地和创新中心。

第二节　异质和相互作用的变量

干细胞转化医学技术系统的目标是,生产创新的、安全的、有效的和负担得起的再生医学产品。系统建设者在技术系统的设计、开发和整合中扮演着"异质工程师(heterogeneous engineers)"的重要角色。[②] 他们需要一个系统的方法,把所有的事情与一个单一的中心愿景联系起来,运用组织原则,整合不同的因素和组成部分,协调具有不同专业背景的团队,共同解决阻碍技术系统发展的科学、技术、金融、商业和政治等问题。[③] 其中,积极的项目领导,有实质性和富有

① 访谈,M A,2021 年 2 月 22 日。

② Law J. Technology and Heterogeneous Engineering: The Case of Portuguese Expansion//Bijker W E, Hughes T P, Pinch T. *The Social Construction of Technological Systems: New Directions in the Sociology and History of Technology*. Cambridge, MA: MIT Press, 2012:105-128.

③ Hughes T P. The electrification of America: The system builders. *Technology and Culture*, 1979, 20(1):124-161.

成效的跨学科合作，创新研究资源，培训、教育和社区参与，被认为是推进临床和转化研究的关键。[①]

　　天津模式的两位系统建设者，韩忠朝和程涛都是实干领导者，他们努力将血研所从一个学术研究机构和医院，转变为临床和转化研究一体化网络中的活跃中心。他们试图用系统的方法，解决整个干细胞产业链中的各种问题。虽然血研所在中国率先建立起国家级干细胞产业基地和干细胞转化医学平台，为干细胞转化医学奠定了良好的基础，但天津模式尚未产生干细胞产品。下文将分析科学、技术、社会、经济和政治等一系列异质性变量如何相互作用，影响天津模式的发展。

　　由于干细胞科学和技术上的新颖性和复杂性，全球干细胞产品的研发依然面临巨大的障碍。和其他新疗法一样，干细胞疗法需要满足新药研发和审批的各种要求，比如药品质量、效用。由于干细胞等再生医学产品是对患者本人（自体）或其他人（同种异体）活体组织的识别、操作、放大和临床应用，因此，干细胞疗法还面临三个额外的、再生医学产品特有的挑战："将活组织（细胞系）稳定在符合临床标准的质量阈值；制造和扩大患者治疗所需的数万亿细胞，而不使细胞系丧失功效或质量；为这种形式的药物找到正确的监管框架，超越过去40年来推动大多数监管议程的传统制药模式。"[②]另外，在干细胞产品的研发过程中，每种细胞类型都有自己的优势和劣势。虽然间充质干细胞是一种很有希望用于临床转化的细胞类型，但也未克服各种科学和技术问题，例如间充质干细胞的来源、间充质干细胞供

　　①　Institute of Medicine. *The CTSA Program at NIH：Opportunities for Advancing Clinical and Translational Research*. Washington，DC：The National Academies Press，2013.

　　②　Webster A，Gardner J. Aligning technology and institutional readiness：The adoption of innovation. *Technology Analysis & Strategic Management*，2019，31（10）：1229-1241.

体相关的变异性和分离程序问题。[①]

　　细胞治疗,包括干细胞治疗和 CAR-T 细胞治疗,在解决未满足的医疗需求方面,具有巨大潜力。它也是一种变革性和颠覆性技术,面临着前所未有的创新挑战。例如,细胞治疗行业的商业模式和必要的基础设施与制药、生物技术以及医疗器械行业不同,而且还没有发展到位。目前的制药业以大型的成功制药公司为主导,其目标是生产和销售大量低成本、高利润的现货产品,尤其是"重磅"产品。而细胞产品,无论是自体的还是通用的同种异体产品,都具有产量小、制造成本高的特点。如何批准此类产品,将来能否报销,怎么报销,公司能否实现其经济价值等问题都还未确定。因此,细胞治疗的 3R(监管、报销和价值实现)是干细胞治疗技术体系成功的关键因素。[②]

　　20 世纪 90 年代末,天津高瞻远瞩地引进韩忠朝发展干细胞领域,希望在该领域取得领先地位。韩忠朝的中心愿景是推动干细胞产业的发展,凝聚中国早期干细胞领域的主力军。正如几个访谈对象强调的,政府的支持对天津的干细胞研究以及产业化发展有非常大的帮助,[③]"干细胞研究在天津的发展应该归因于血研所在基础研究方面的影响,以及不断呼吁政府的支持"[④]。

　　基于血研所在造血干细胞和血液学领域的优势,天津干细胞转化医学技术系统抓住了全球脐带血库兴起的发展机遇。1986 年,血研所的严文伟和她的团队在中国首次对急性白血病患者进行了自体造血干细胞移植。造血干细胞移植奠定了血研所的干细胞生物学和再生医学基础。造血干细胞是血液和免疫系统的祖细胞,也是最早

---

① Kabat M, Bobkov I, Kumar S, et al. Trends in mesenchymal stem cell clinical trials 2004—2018: Is efficacy optimal in a narrow dose range? *Stem Cells Translational Medicine*, 2020, 9(1):17-27.

② Caplan A I, Mason C, Reeve B. The 3Rs of cell therapy. *Stem Cells Translational Medicine*, 2017, 6(1):17-21.

③ 访谈,D M 和 K A,2008 年 12 月 3 日;Z M,2008 年 12 月 4 日。

④ 访谈,I M,2008 年 12 月 4 日。

被应用于临床的一种干细胞类型。从 20 世纪 80 年代起，造血干细胞被用于恢复放射性疗法治疗白血病之后损害的血液和免疫系统。1974 年，研究者发现脐带血中存在造血干细胞。[①] 但是，直到 1988 年，第一例脐带血移植才成功地治疗了一位患范科尼贫血的六岁男孩。[②] 这个成功案例促使研究者重新关注脐带血的价值。[③]

脐带血曾经被视为废物，现在被认为是一种具有临床价值的生物材料，在血液疾病的治疗中作为骨髓的替代品。[④] 脐带血与骨髓相比有几个优点：它在新生儿出生时采集，因此对母亲或婴儿都没有身体风险；来源更丰富，更容易收集。此外，脐带血移植会产生较少的免疫排斥反应，并且从脐带血库中找到 HLA 配型的机会大于骨髓登记处。[⑤] 脐带血已成为一种"允诺的物质（promissory matter）"，可以将其冷冻在脐带血库中，以保留干细胞的造血潜力，以便将来用于治疗。[⑥]

保存脐带血的干细胞库主要有两种：公共库和自体库。公共库接受异体的捐赠，也可在国际网络上注册，为国际患者提供合适的 HLA 配型。公共库通过公共的"组织礼物经济（tissue gift economy）"再分

---

① Knudtzon S. In vitro growth of granulocytic colonies from circulating cells in human cord blood. *Blood*, 1974, 43(3):357-361.

② Gluckman E, Broxmeyer H A, Auerbach A D, et al. Haematopoietic reconstitution in a patient with Fancon's anaemia by means of umbilical-cord blood from an HLA identical sibling. *The New England Journal of Medicine*, 1989, 321(17):1174-1178.

③ Broxmeyer H, Doug Las G W, Hangoc G, et al. Human umbilical cord blood as a potential source of transplantable hematopoietic stem /proenitor cells. *Procedures of the National Academy of Science USA*, 1989, 86(10):828-832.

④ Waldby C, Mitchell R. *Tissue Economies: Blood, Organs and Cell Lines in Late Capitalism.* Durham, NC: Duke University Press, 2006.

⑤ Beatty P, Boucher M, Milford E. Probability of finding HLA-mismatched related or unrelated marrow or cord blood donors. *Human Immunology*, 2000, 61(8):834-840.

⑥ Brown N, Kraft A, Martin P. The promissory pasts of blood stem cells. *BioSocieties*, 2006, 1(3):329-348; Brown N, Kraft A. Blood ties: Banking the stem cell promise. *Technology Analysis & Strategic Management*, 2006, 18(3/4):313-327.

发过程，为脐带血创造临床价值。[①] 自体库主要冻存婴儿出生时的脐带血，用于婴儿和其家人当前和未来疾病的治疗。第一家公共脐带血库于 1992 年在纽约血液中心成立。一年后，第一家自体脐带血库 Biocyte Corporation 在康涅狄格州成立，后来欧洲和亚洲都纷纷开始经营自体脐带血库。[②] 如今，脐带血库已成为干细胞创新和生物经济发展的必要条件，[③]但自体脐带血库也存在争议，医疗界和生命伦理学界有专家指出，仅供个人使用的脐带血库无法保证脐带血移植能治疗他们的疾病。[④]

在韩忠朝的领导下，血研所和投资者建立了世界上最大的干细胞库之一——天津脐带血造血干细胞库，并建立了用于治疗的人脐带血间充质干细胞库的标准化流程。[⑤] 2004 年，脐带血造血干细胞库的建设和相关技术研究获得了天津市科学技术进步奖一等奖。脐带血造血干细胞库的倡导者认为，干细胞产品应该有它们的市场，在将来应该有实际用途。骨髓来源的干细胞虽然可以用来治疗血液病，但是骨髓最终有一天会被用完。干细胞可以从其他组织中提取，但是却很难控制它们的分化。脐带血已经应用于移植，也有大规模生产制造的潜能，降低成本。[⑥] 这就是脐带血库，以及后来多种围产期组织库兴起的重要原因之一。作为国内第一批脐带血造血干细胞库，天津脐带血造血干细胞库也带动了国内的干细胞采集和存储业务。

---

① Waldby C, Mitchell R. *Tissue Economies：Blood, Organs and Cell Lines in Late Capitalism*. Durham, NC：Duke University Press，2006.

② Holden C. Banking a cord earns interest. *Science*, 1993, (262):1511.

③ Martin P A, Coveney C M, Kraft A, et al. Commercial development of stem cell technology：Lessons from the past, strategies for the future. *Regenerative Medicine*, 2006, 1(6):801-807.

④ Waldby C, Mitchell R. *Tissue Economies：Blood, Organs and Cell Lines in Late Capitalism*. Durham, NC：Duke University Press，2006.

⑤ Gong W, Han Z B, Zhao H, et al. Banking human umbilical cord-derived mesenchymal stromal cells for clinical use. *Cell Transplantation*, 2012(21)：207-216.

⑥ 访谈，A I,2008 年 12 月 17 日。

1999 年，卫生部科教司制定了《脐带血造血干细胞库管理办法（试行）》，将脐带血造血干细胞库定义为"特殊血站"，"任何单位和个人不得以营利为目的进行脐带血采供活动"；脐带血造血干细胞库要"具备多渠道筹集建设资金运转经费的能力"。最后，北京、天津、上海、浙江、山东、广东和四川的公共库通过验收执业。大部分脐带血库需要吸收社会资金入股或控股，在设置公共库的同时，开设收费自存的自体库，采用"以私养公"的方式。这很难分清"公"和"私"的界限，容易造成公益和商业之间的冲突，使国内脐血库的发展处于尴尬状态。①

几乎所有的访谈对象都指出，仅仅靠他们自己的能力经营公共脐带血库很难，需要国家的支持。② 在缺乏国家资助的情况下，公共库均委托民营企业运营。干细胞产品研发需要长期的资金投入，最后可能以失败告终，而自体干细胞存储业务相对比较成熟，并且能够营利，这使得国内很多企业提供脐带血、脐带、胎盘等围产期组织来源的干细胞存储服务，导致这个领域高度同质化，甚至产生无序竞争。③

监管一直是干细胞转化医学的一个重大挑战，有时也会成为障碍。这个问题在中国尤为突出。除了脐带血库的监管政策问题，中国关于干细胞产品的监管路径迟迟没有明确，最终于 2017 年确定细胞治疗按药物监管，同时按类双轨制的方法，对干细胞临床研究进行监管。新规颁布后，第一批干细胞临床试验于 2018 年开始被受理。天津昂赛细胞基因工程有限公司曾在 2006 年申报了脐带来源的间充质干细胞治疗难治性移植物抗宿主病，后来由于国家相关法规悬

---

① Chen H. Cord blood banking in China: Public and private tensions. *East Asian Science, Technology and Society: An International Journal*, 2011, 5(3):329-339.

② 访谈，D M 和 K A，2008 年 12 月 3 日；Z M，2008 年 12 月 4 日；B I，2008 年 12 月 5 日。

③ 张磊. 干细胞创新如何跨越"死亡之谷". 中国医药生物技术，2015, 10(5):385-391.

而未决(具体参见第三章),这个临床试验被搁置。经过十多年的延迟,大量新的研究和相应方案的调整,公司于 2018 年再次申报了脐带来源的间充质干细胞治疗难治性移植物抗宿主病,最终于 2020 年被中国药监局批准进入临床试验。2021 年,另外两个产品,脐带来源的间充质干细胞注射液治疗慢加急性(亚急性)肝衰竭、急性呼吸窘迫综合征先后被中国药监局批准开展临床试验。

中国目前的医疗制度、医患关系、奖励制度带给医生很大的压力,使得医生的临床研究变得更加困难,也为生物医学转化研究增加了障碍。转化研究需要医生和科学家,医生和医生之间的相互合作,但是文章的署名问题会影响到他们的合作研究,若处理不好,这可能会造成医生和科学家,以及医生和医生之间的冲突。同时,医生对中国医疗体制和医患关系的担忧,也影响了他们从事创新型干细胞转化研究的积极性。

尽管天津的干细胞转化医学网络拥有血研所、国家干细胞工程产品产业化基地、国家干细胞工程技术中心等机构,但这并不意味着血研所的研究者只需跨出大门就可以到血液病医院做临床研究。好几个访谈对象都觉得,考虑到血研所在国内的影响,科学研究者和临床医生做事情都很规范,但是中国的医患关系越来越糟糕,这会影响研究者和医生在生物医学创新中的积极性。[①] 另外,医生的奖励制度也会阻碍他们开展临床转化研究。据被访医生介绍,和实验室中的科学家一样,如果医生想要晋升,也需要发表文章,尽管他们的临床工作已经相当繁忙。但问题是那些能发表高水平文章的人,在患者眼里并不一定是好医生,而好医生并不总能发表出好文章。被访医生所在医院直属于卫生部,卫生部根据医生发表论文的情况,进行职称评定。而是否被聘任则由工作单位决定,其会考虑医生平时的工

---

① 访谈,D M,2008 年 12 月 3 日;Z M,2008 年 12 月 4 日;U D,2008 年 12 月 17 日。

作情况。①

　　这种评聘分开的制度使医生有很大压力，比如，有些医生可能无法专注于临床工作，因为他们对发表文章、评职称过于焦虑，但晋升和收入是直接挂钩的。发表一篇临床研究的论文需要很长时间，也很难被录用。再者，晋升通常需要以第一作者发表文章，这也是中国很难开展多中心临床研究的原因之一，这种研究无法让每一位医生都成为第一作者。② 上述问题一直都存在，十多年来，也没得到妥善解决。这就导致医生对于国家鼓励的干细胞临床研究依从性不高，再加上他们在干细胞临床研究方面缺乏研究资质和经验，就更不愿主动去开展相关研究。③

　　尽管企业和学院之间的文化差异很大，但校企合作还是很有价值的。血研所与企业的合作，推动了天津干细胞产业化的发展。但是学院和产业也是"不稳定的同盟者"④。没有被认识到的、很难解决的经济利益冲突是转化研究项目的主要风险因素，这些外在的经济利益可能限制各种研究活动，有的相对比较轻微，有的却会产生较大冲突。创建公司进一步拓展转化研究的决定很吸引人，但是现实情况总比研究者预想的更为复杂。⑤ 学院和企业的关系也超越了大学法人的利益，因为研究者个人可能会持股，成为企业产品实际的或预期的受惠者，而该产品是在研究所测试和开发的，这会导致研究人员之间的经济利益冲突问题。⑥ 如何处理利益冲突，促进转化研究，保

　　① 访谈，Y A，2008 年 12 月 4 日。

　　② 访谈，Y A，2008 年 12 月 4 日。

　　③ 汤红明，刘中民. 关于推进干细胞临床研究的思考. 中华医学科研管理杂志，2020，33(1)：79-80.

　　④ Weatherall D. Academia and industry: increasingly uneasy bedfellows. *The Lancet*，2000，355(9215)：1574.

　　⑤ Parks M R, Disis M L. Conflicts of interest in translational research. *Journal of Translational Medicine*，2004，2(1)：28.

　　⑥ Johns M M E, Barnes M, Florencio P S. Restoring balance to industry-academia relationships in an era of institutional financial conflicts of nterest. *The Journal of American Medical Association*，2003，289(6)：741-746.

持校企合作之间的平衡仍然是一个极具挑战的议题。

另外,也有访谈对象认为天津毗邻中国的政治中心,与深圳等地处珠江三角洲、科技体制创新示范区的城市相比相对保守,风险承受能力较差;天津政府支持的资金有限,民间资本不活跃,而国内其他生命科学中心,比如上海和深圳等城市的,能够吸引更多的公共和私人资金。① 尽管天津干细胞转化医学网络在国内率先打造了干细胞产业化集群,现在仍然面临多个痛点和瓶颈,包括"供应链断裂、底盘技术空白、工程设计缺失、适用人才短缺、战略资金匮乏、创新缺乏保障等"②问题。同时,天津干细胞领域的发展也面临同行的激烈竞争,因为国内外其他机构也积累了各种资源,正在积极推进干细胞转化医学项目。

第三节　转化医学项目的优势和劣势

为了应对干细胞创新挑战,提高干细胞和再生医学产业的全球竞争力,一些国家和地区陆续出台优惠政策,启动转化医学项目。比如,英国启动了细胞和基因治疗弹射器项目,日本建立了诱导多能干细胞研究网络,美国加利福尼亚州资助人类胚胎干细胞研究,建立加利福尼亚州再生医学研究所。本节将比较分析 CGTC 项目、iPSC 研究网络、加利福尼亚州再生医学研究所和天津干细胞转化医学网络在各自背景下的优势和劣势,并讨论这对细胞治疗行业的启示。

---

① 访谈,K A,2020 年 8 月 19 日;U D,2021 年 1 月 31 日;M A,2021 年 2 月 22 日。
② 陈汝宁. 天津市人大代表张磊:攻关突破"卡脖子"问题,全力推动细胞谷建设.(2022-02-12)[2022-02-25]. http://news. enorth. com. cn/system/2022/02/12/052329267. shtml 2021.

一、英国 CGTC 项目

CGTC 于 2012 年由政府机构"创新英国"（Innovation UK）建立，旨在改变英国在特定领域的创新能力，帮助推动未来经济增长。创新网络中的中介机构有助于建立网络中有不同技能或兴趣的行动者之间的联系。[①] 作为创新加速机构和中介机构，CGTC 成立的主要目的是跨越科学研究和细胞治疗商业化之间的转化鸿沟，协调转化研究中的各种活动和专业知识，以克服商业、制造和供应链、临床和监管的障碍，从而加快细胞治疗的开发、交付和商业化，并确保英国在这一重要行业的全球领导地位。[②]

CGCT 是非营利的独立中心，不仅在实验室内部进行创新，还希望实现工作方式和运营模式的创新，"通过提供将创新想法从概念变为现实所需的专家技术能力、设备和其他资源来实现这一目标"[③]。考虑到很多细胞和基因治疗行业中的公司都是从学术界起步，缺乏临床转化的经验、设施、资金、人员等，CGTC 为这些公司提供细胞和基因治疗生命周期的基础设施和专家团队，比如 CGTC 制造中心有配套的基础设施，包括质量管理系统、良好的生产规范（GMP）、质量控制设施和服务。

三个先进疗法治疗中心（Advanced Therapy Treatment Centers，ATTC），在英国国家医疗服务系统（NHS）框架内运作，由 CGTC 协调，开展先进疗法的临床研究，以应对开创性先进疗法独特

① Edler J, Yeow J. Connecting demand and supply: The role of intermediation in public procurement of innovation. *Research Policy*, 2016, 45 (2): 414-426.

② Thompson K, Foster E P. The Cell Therapy Catapult: Growing a U. K. cell therapy industry generating health and wealth. *Stem Cells and Development*, 2013, 22(S1): 35-39.

③ Thompson K, Foster E P. The Cell Therapy Catapult: Growing a U. K. cell therapy industry generating health and wealth. *Stem Cells and Development*, 2013, 22 (S1): 35-39.

而复杂的挑战。"创新英国"从 2018 年起给予其 3 年 3000 万英镑的资助。在细胞产品的临床转化网络中,ATTC 是一个重要的节点,具备特定的临床能力,能开展临床试验,汇聚和整合多种形式的数据,连接已有的和新兴的治疗中心,联系 CGTC 制造中心,并与产业合作伙伴和公共部门合作,大规模开发必要的流程,培养熟练的员工,建设基础设施,使更多的细胞产品从临床试验转化为上市产品。但是,CGTC 也存在一些问题。在不同的利益相关者之间形成了相互竞争的价值观和优先权。比如,生物材料的商业化引发了一场关于公益与私有权的争论。①

二、日本 iPSC 研究网络

日本科学家山中伸弥团队于 2006 年,在小鼠皮肤纤维母细胞中发现了 iPSC,紧接着第二年,在人皮肤组织中发现了 iPSC。山中伸弥因在细胞核重编程研究领域的突出贡献,于 2012 年获得诺贝尔生理学或医学奖。日本利用其在 iPSC 方面的科学突破和优势,在干细胞和再生医学领域,重点支持基于 iPSC 的再生医学产品的开发和商业化。日本文部科学省(MEXT)和日本科学技术院(JST)于 2013 年启动了"实现再生医学的研究中心网络"计划,旨在促进学术界、工业界和政府机构之间的合作,并扩大临床研究基础设施。

京都大学诱导多能干细胞研究所(Center for iPS Cell Research and Application,CiRA)被选为研究网络的核心,存储 iPSC 用于再生医学研究。四个研究中心(庆应义塾大学、CiRA、理化学研究所和大阪大学)被选为临床应用研究中心,开展基于 iPSC 的再生医学产品的研发和临床应用。这个计划还资助了很多其他的基于 iPSC 的

---

① Gardner J, Webster A. Accelerating innovation in the creation of biovalue: The Cell and Gene Therapy Catapult. *Science*, *Technology*, & *Human Values*, 2017, 42(5):925-46.

再生医学产品的研发项目。为了促进再生医学在内的医学研究和开发,日本于 2015 年成立了日本医学研发机构,整合国家医疗研发资金。厚生劳动省和文部科学省拨款,支持并扩大临床研究基础设施,便于学术界发起的基于 iPSC 的再生医学产品,在合作医院中开展早期和探索性临床试验。①

为了加速再生医学产品的商业化,日本修订了监管政策,包括有条件、限时批准再生医学产品,以及在早期、小规模的人类临床研究中提供再生医学产品的替代方案,期望灵活、快速的监管使日本在全球细胞治疗市场中获得领先地位。② 日本监管政策的问题在于,再生医学产品的安全性和有效性尚未得到保证,再生医学产品的临床应用可能给日本医疗保险体系带来负担,③使用临床级 iPSC 的国际合作具有挑战性。④

三、美国 CIRM

在布什担任美国总统期间严格限制用联邦经费资助人类胚胎干细胞研究时,加利福尼亚州赢得 59% 选民的支持,于 2004 年通过 71 号提案,获得 30 亿美元经费,用于支持干细胞研究,并建立了加利福尼亚州再生医学研究所。CIRM 主要在前期资助和培养年轻的科学家,从事干细胞领域的研究。在 2008 年,CIRM 开始资助科学家组

---

① Azuma K, Yamanaka S. Recent policies that support clinical application of induced pluripotent stem cell-based regenerative therapies. *Regenerative Therapy*, 2016, 1(4):36-47.

② Azuma K, Yamanaka S. Recent policies that support clinical application of induced pluripotent stem cell-based regenerative therapies. *Regenerative Therapy*, 2016, 1(4):36-47.

③ Sipp D. Conditional approval: Japan lowers the bar for regenerative medicine products. *Cell Stem Cell*, 2015, 16(4):353-356.

④ Azuma K, Yamanaka S. Recent policies that support clinical application of induced pluripotent stem cell-based regenerative therapies. *Regenerative Therapy*, 2016, 1(4):36-47.

建团队，致力于干细胞转化研究。七年后，CIRM 试图改革其运作方式，启动 CIRM 2.0，重视临床转化研究中的"速度、合作伙伴关系和患者"，旨在更快、更有效地使干细胞研究的成果转化为患者急需的治疗。[①]

到 2018 年，CIRM 吸引了数百名加利福尼亚州以外的研究人员和许多公司，使加利福尼亚州在干细胞领域占据全球领先地位。这同时也创造了约 5.5 万个工作岗位，产生了约 6.41 亿美元的州和地方税收。CIRM 资助卓越中心和一些项目开展临床转化研究，已有 70 多项人体临床试验正在进行中，约 2000 名患者已经或正在 CIRM 资助的临床试验或 CIRM 的卓越中心接受治疗，4000 多名患者已经或预计参加这些临床试验。[②]

随着 71 号提案到期，原有的 30 亿美元经费在 2019 年用完，但正在进行和计划开展的干细胞临床试验仍需大量的经费支撑，CIRM 提出 14 号提案（《2020 年加利福尼亚州干细胞研究、治疗和治愈计划》），申请新一轮的经费支持。14 号提案不无争议，因为部分科学家和学者等对 71 号提案的实施和最终成果持负面评价，主要问题在于 71 号提案投入这么多经费到干细胞研究，最终并未产生丰硕的干细胞产品，今后是否还值得继续投入资金。[③] 但是一些患者家属和干细胞研究倡导者像支持 71 号提案那样，一如既往地支持 14 号提案。比如，加利福尼亚州房地产开发商罗伯特克·莱因（Robert Klein），他的儿子患有 1 型糖尿病，因此期望 14 号提案能够通过。克莱因当初大力支持建立 CIRM，现在也积极拉票支持新的提案。患者权益

① CIRM. CIRM History. （2020-09-01）［2021-12-30］. https://www.cirm.ca. gov/about－cirm/history.

② CIRM. Proposition 14：The California Stem Cell Research，Treatments，and Cures Initiative of 2020. （2021-03-09）［2021-12-30］. https://www.cirm.ca.gov/sites/default/files/files/about_cirm/Prop－14－full－text.pdf.

③ Chapman A. *The Ethical Challenges of the Stem Cell Revolution*. Cambridge：Cambridge Scholars Publishing，2020.

倡导团体和医学会、科学协会等结盟，接触了数百万加利福尼亚州选民，最终赢得 14 号提案，为 CIRM 争取到 55 亿美元的经费。[①]

四、天津干细胞转化医学网络

与英国的 CGCT 项目和日本的 iPSC 研究网络类似，天津利用了血研所在干细胞领域的核心优势，建立了一个干细胞转化研究网络，以跨越多重转化障碍。韩忠朝设计开发了天津模式，推动了校企合作，建设了国家干细胞技术和产业化基础设施，成立了公司经营干细胞相关业务，以及建立了脐带血、脐带和胎盘的商业干细胞库。程涛更像是一位科学指挥家，他通过整合和拓展各种资源，努力使之前的天津干细胞转化医学网络焕发活力。他加强科研队伍建设、人才培养，与国内外研究机构开展了跨学科和多方的合作，参与细胞谷建设，充分发挥原有优势，聚集更多资源。

但天津模式的发展更多地受到政策、经济、社会等地方和国家因素的制约，使得目前天津模式在细胞治疗商业化方面落后于其他项目。中国的转化医学研究中心主要由大学和/或医院发起，通过研究资助获得资金；合作单位主要是对转化研究感兴趣的生物医学研究机构，其中临床研究中心居多，研究人员的学科背景基本是生物医学和临床医学；转化医学中心仍然按照传统的科研管理模式，没有根据转化医学的特征进行调整。因此，中国的转化医学中心需要可持续的资金来源，适用于转化医学研究的管理、多学科的合作、转化研究人员的培养。[②] 天津的转化医学也面临同样的问题。

---

①　Subbaraman N. California's vote to revive controversial stem-cell institute sparks debate. *Nature*, 2020, 587(7835): 535.

②　Zhou L, Li Y, Bosworth H, et al. Challenges facing translational research organizations in China: A qualitative multiple case study. *Journal of Translational Medicine*, 2013, 11(1): 256.

另外,与美国、英国、日本相比,中国的制药业远远落后于这三个国家;科学家在干细胞技术发展规划、重大技术创新项目立项和评价等决策中占据主导地位;在这一过程中,企业家和工程师的缺位也阻碍了中国的干细胞创新。[①] 为了进一步发展和巩固天津干细胞临床转化技术系统,系统建设者需要扮演"异质工程师"的角色,以解决科学、技术、社会、经济和政治等问题。

总的来说,全球干细胞领域一直受到商业化和制度化的压力。[②] 各国开展转化项目的主要目的是促进细胞治疗的商业化,而商业化是一个复杂的产物,其中涉及全价值链每个阶段(从研发、生产、分销到交付)中多个行动者的互动,需要和所处的各种环境相契合。[③] 转化研究一方面可以促进不同学科、专业知识、机构的协作,以推动知识转换、价值产生和加快产品研发;另一方面也可能在不同的利益相关者,比如研究人员、产业合作伙伴、患者和公众之间制造利益冲突。因此,转化项目的商业化问题还面临众多挑战,需要得到及时和建设性的解决,以实现转化项目的最大效益。

本章对天津干细胞转化医学模式进行了案例研究。天津案例证明,干细胞临床转化核心的挑战不仅仅来自科学内部,还包括科学外部的要素,比如社会、政治、经济等。凭借其在造血干细胞研究和应用的优势,血研所成为中国干细胞产业化的先驱。其核心策略是,建立一个干细胞转化医学的技术创新系统,通过实施各种各样的计划,聚集各种资源和动力来发展和巩固这个系统。其中包括获得地区和国家层面的支持,建立一个国家级干细胞产业化基地和国家干细胞

---

① 张磊. 干细胞创新如何跨越"死亡之谷". 中国医药生物技术,2015,10(5):385-391.

② Burningham S, Ollenberger A, Caulfield T. Commercialization and stemcell research: A review of emerging issues. *Stem Cells and Development*, 2013, 22(Suppl1): 80-84.

③ Umemura M. Challenging the problem of "fit": Advancing the regenerative medicine industries in the United States, Britain and Japan. *Business History*, 2019, 61(3): 456-480.

工程技术研究中心；为了实现创新技术的市场价值和社会价值，与产业界合作，建立脐带血库；开设新的学科点，培养转化研究的人才；参与"细胞谷"建设，推动细胞产品的创新和产业化。然而，作为一个庞大的、新颖的、令人望而生畏的技术系统，它遇到了一系列科学、社会、经济和政治变量之间的相互作用。天津模式体现了与其他国家转化项目相似的优势和劣势。天津的经验可为其他干细胞转化医学机构提供参考。

第六章　干细胞公司:从临床到实验室?

　　既然干细胞临床转化的路径充满荆棘,中国目前还没有一个真正意义上的干细胞产品上市,那么国内市场上为什么出现了大量干细胞治疗?本章将聚焦CC公司的干细胞临床研究和应用。在2011年底,卫生部发布了《关于开展干细胞临床研究和应用自查自纠工作的通知》,在干细胞治疗乱象被整顿之前,CC公司的商业模式是建立一个网络,将干细胞研究和治疗领域的研究机构、医院和公司连接在一起;与医院的干细胞治疗中心达成合作协议,为其提供干细胞技术和设备,安排患者到医院进行干细胞治疗,并按一定比例与这些治疗中心分享利润;通过Web 2.0进行宣传和吸引国内外患者到合作医院进行干细胞治疗;与更多的科研机构和医院开展合作,从事干细胞的临床研究,将干细胞治疗中收集的数据反馈到临床研究中。在监管不确定的情况下,CC公司将自己定位为人类干细胞治疗的全球参与者,希望其商业模式在这种监管环境中继续存在,最终产生积极的结果,转化为中国生物经济的竞争优势。

　　在国际上,不只是中国、印度等发展中国家因为伦理治理问题,出现了大规模的干细胞治疗,美国、澳大利亚、加拿大、英国等发达国家，即便有明确的监管政策，也涌现出大量的干细胞公司，给患者提供未经证实的干细胞治疗。有一些人提出，这类未经证实的干细胞治疗是不科学的、不伦理的，会给患者带来伤害。[①] CC 公司的临床转化路径可行吗？在 2015 年，我国明确干细胞临床研究的备案管理制度之前，CC 公司的发展状况如何？新政策实施之后，CC 公司又会走向何方？社会、政治、产业等因素如何影响全球干细胞治疗业的发展？

第一节　CC 公司的网络[②]

CC 公司成立于 2005 年，被当地市政府喻为民营高技术企业，希望通过发展集干细胞技术研发与临床应用为一体的全球网络和平台，成为一家世界领先企业。CC 公司的创建人古原于 1998 年在北欧一所大学的生物化学和生物物理学系获得博士学位，之后在加拿大的一所大学完成博士后研究。[③] 他从 1999 年开始，便往返于中国和加拿大之间，寻找创业机会，于 2001 年回到中国，最初做医疗器械代理，之后又进入医院管理行业。此时，他注意到郑州大学的一位教授已经使用干细胞在做临床研究。在他看来，干细胞治疗一定会有很大的市场。于是，他资助了这位教授的临床研究，同时等待干细胞技术的成熟。

"对我来说关键的是，作为技术也好，药品也好，涉及临床的有三

[①] Lau D, Dgbogu U, Taylor B, et al. Stem cell clinics online: The direct-to-consumer portrayal of stem cell medicine. *Cell Stem Cell*, 2008, 3(6):591-594; Bauer G, Elsallab M, Abou-El-Enein M. Concise review: A comprehensive analysis of reported adverse events in patients receiving unproven stem cell-based interventions. *Stem Cells Translational Medicine*, 2018, 7(9): 676-685; Foong P. Regulating unproven stem cell interventions: How effective are the ISSCR guidelines? *Biotechnology Law Report*, 2020, 39(3): 196-203.

[②] 本节部分内容源自 Chen H, Gottweis H. Stem cell treatment in China: Rethinking the patient role in the global bio-economy. *Bioethics*, 2013, 27(4):194-207.

[③] 古原为化名。

点:安全性、有效性、可控性。只有这三点都满足了,才能作为一种临床技术或一个药品去推广,所以我等了四年时间。在这之前,我资助研究小组做了两年临床安全性研究,进行安全性评价。在这基础上,我们才开始做临床,直到 2001 年 9 月接收第一个患者。该患者患有运动神经元疾病,全世界都没有治疗方法,患者会很痛苦地死去。3—5 年时间有 80% 的患者死于这种疾病,没有任何药物、方法能帮助他们。运动神经元疾病是指脊髓的前角坏死,肌肉的运动神经坏死,从下到上先是患者的脚趾不能动,最后直到头肌。患者不能说话,不能吞咽,再到后面是呼吸系统瘫痪,呼吸麻痹,不能呼吸。直到死的那一刻,患者的大脑意识正常,但只能用眼神表达,这种疾病比肿瘤还要可怕。让我吃惊的是,我们为大量这样的患者进行干细胞移植以后,不能吞咽的能够吃饭了,不能说话的可以说话了,呼吸疼痛消失了,手脚抬不起来的能够洗脸、洗头了。"[1]

这个病例让古原看到了干细胞治疗的希望。在 2001—2005 年,他访问了不少研究中心和医院,与其中的一些机构建立合作。最终在 2005 年,他觉得干细胞治疗已经足够成熟,便建立了 CC 公司。在古原看来,从实验室研究到临床研究开发干细胞产品平均至少需要 10 年的时间,投资数额可能高达 1 亿美元。这种药物研发的模式风险最大,所以 CC 公司的策略是"反过来"经营。公司先与一些医院的医疗中心合作,向各中心提供干细胞治疗产品,在合作医院收治国内外患者,等赚取利润后再扩大公司规模,寻找更强的研发和医疗单位,进一步开展干细胞基础研究、临床研究和临床应用。

CC 公司在宣传时,介绍比较多的是其商业模式。这种模式不同于传统的从实验室到临床的转化医学模式,而是从临床到实验室。CC 公司宣称其起到了桥梁作用,促使科研机构、医院和公司之间形成合作关系。在合作医院给患者提供干细胞治疗,可以积累大量的

---

[1]　访谈,古原,2008 年 7 月 17 日。

临床案例和数据，这些临床案例和数据对于之后的基础和临床研究、药物研发很有价值。CC公司的商业模式旨在缩短从基础研究到临床应用的转化时间，提高信息共享效率，使科学技术更快、更好、更安全地应用到临床，使临床信息反馈到技术研究中，从而使其成为全球领先的干细胞公司。

据介绍，CC公司一开始合作的医院都是规模相对较小的，但是后来合作的医院规模要大很多，都是大学的附属医院和省级医院。"刚开始的时候，我们没有选择，因为没人能够理解我们、相信我们，都认为我们是'疯子'。但是当你看到了一个医学奇迹，你要怎么样去推广呢？这就是为什么当时我跟两所知名大学和市政府成立了这个公司，这个公司不是我一个人的。……当时大学的教授、院长，神经内科主任等一帮人都跟着我去考察，去跟患者谈话，看治疗的经过。这些人都是神经科的专家，考察以后的结果是他们都抢着要投资。"①

这里提到的相对较小的医院一般是二级公立医院或部队医院，这些医院会有一些"外包科室"，这类科室顶着医院的名头行医，在行政上一般不受医院的约束和监管。由于部队医院不受国家卫生行政部门的监管，其科室外包现象更为普遍。"魏则西事件"②之后，莆田系医院、公立医院外包科室的问题因此再次引起社会和监管部门的关注。尽管国务院于1994年就宣布外包科室行为不合法，但是医疗健康企业家还是通过各种关系与这些医院开展合作。另外，虽然中央政府对医院的基本医疗保健进行严格的价格管控，但是允许医院引进新技术，并自行设定新技术的医疗服务费用。这种以利润为导

---

① 访谈，古原，2008年7月17日。

② 21岁的大学生魏则西罹患"滑膜肉瘤"晚期，通过百度搜索到武警北京总队第二医院的免疫疗法，花了20多万元，在那儿接受未经证实的细胞免疫疗法后去世。

向的高科技医疗服务可以为医院创收。[①] 与 CC 公司合作的医院在院内专设干细胞治疗中心,为患者提供 VIP 病房,患者可以花钱享受更好的环境和服务。合作双方出于各自的利益和当时的状况,选择开始或结束合作关系。笔者在访问其中一个治疗中心时发现,VIP 病房里面基本都是国外患者及其陪同家人,还有专门的翻译帮助医患沟通,据说国内患者在另一个病区,条件没这边好。

CC 公司和合作医院将潜在的、接受干细胞治疗的群体锁定在国外患者。这不难理解,因为国内绝症患者愿意,或者能够自费支付比较贵的治疗,享受 VIP 病房的人数毕竟有限。但是,如何能吸引国外患者来中国接受治疗?古原找到了一位合作者,在中国工作的美国人杰克,他能流利地说中文,在涉足医疗领域之前创建了多个互联网公司,曾在香港、北京、青岛担任信息技术和医疗保健顾问。杰克负责 CC 公司的国际业务,管理市场营销和业务发展。他创建了一个网站,[②]在此不仅可以看到干细胞研究的进展、关于国外患者治疗情况的媒体报道,也可以链接到 CC 公司的中英文网站、国内外治疗中心的网站、患者关于干细胞治疗的博客等。CC 公司打造了一个全面的 Web 2.0 架构,展现其作为中国生物技术行业的重要参与者的形象,吸引了大量国内外患者到各个合作医院接受干细胞治疗(Web 2.0 架构具体参见第七章)。

在创建之初,CC 公司在各合作中心建立实验室,但是古原觉得他应该改变策略,要建立更大的区域实验室,关闭小型医院中心的实验室,这样既节省了资源,又便于管理。据古原介绍,公司也有自己的研究队伍,从事实验室研究和临床研究。比如,和美国斯坦福大学合作研究诱导多能干细胞。CC 公司于 2005 年 10 月 14 日申请了美

---

① Song, P. The proliferation of stem cell therapies in post-Mao China: Problematizing ethical regulation. *New Genetics and Society*, 2011, 30(2): 141-153.

② 这个网站现在已经无法进入。

国专利，并成功获得，而日本研究团队于 2005 年 12 月 13 日才申请专利，但是日本研究团队先发表了论文。另外，美国得克萨斯医学中心的负责人已经将其干细胞专利转让给 CC 公司，并和 CC 公司合作，因为 CC 公司已经积累了大量可用于进一步研究的临床数据，这对合作方很有吸引力。[①] 古原不仅在口头上，也在公司网站上列出其研发团队和专利，来证明 CC 公司的研究实力。

但是，让外人了解 CC 公司的组织结构并不容易，无论是医生、社会科学家、伦理学家，还是患者。然而，重要的是要认识到，CC 公司并不是一个偏远地区的小型诊所，公司的实际规模难以确定。在几乎完全没有可靠的、可公开获取的公司记录，或统计数据的情况下，公司及其网络合作伙伴的网络声明、媒体采访是其公共信息的主要来源。这可能是当时世界上从事实验性干细胞治疗最大的公司之一。CC 公司的核心业务是给患者提供干细胞治疗，但没有采取通常烦琐的转化医学路径，从临床前（动物）研究到临床试验，再到科学上确定的治疗。

CC 公司的业务似乎在逐步扩大。2007 年 11 月，CC 公司宣布，通过与知名大学位于南方的研究生院签订协议，建立了"世界一流的细胞重编程和基因工程研究实验室设施"，以实现教学、研究和科学发现的快速商业化。2008 年 1 月，中国医药城与 CC 公司签署协议，在中国医药城所在地建设干细胞产业化基地。2008 年 7 月 19 日，CC 公司成立三周年，公司在中国医药城举办了中国干细胞技术论坛，与国内外干细胞研究机构分别签署了八项合作协议。作为协议的一部分，CC 公司成立了一个干细胞专家咨询委员会，以监督未来由其资助的干细胞临床试验，还成立了一个独立的数据和安全监测委员会，分析临床试验的数据。这些策略都是为了增强 CC 公司在干细胞临床研究和应用方面的实力。

---

① 访谈，古原，2008 年 7 月 17 日。

除了与中国合作者建立网络之外，CC 公司声称已经与外国企业和机构建立了许多联系。2009 年 11 月 2 日，CC 公司宣布与日本的一家生物科技有限公司（一家致力于脂肪干细胞疗法的研究和商业化的再生医学公司）达成协议，共同开发产品。2010 年 7 月 10 日，CC 公司宣布与曼谷的一家技术公司合作，成立泰国分公司，以支持中国境外干细胞疗法的临床转化和监管审批。十天后，CC 公司在罗马尼亚开设了第一家采用传统中式康复技术和干细胞疗法相结合的中国康复中心。

根据媒体采访的报道，截至 2009 年 2 月，CC 公司已经为超过5087 多例患者提供干细胞治疗，涉及诸如共济失调、孤独症、肌萎缩侧索硬化、脑外伤、脑梗死、脑出血、脑瘫、糖尿病、格林—巴利综合征、脑瘫和脊髓损伤等不可治愈的疾病。当时 CC 公司咨询热线提供的信息是，其干细胞治疗一个疗程大概需要 1 个月，共 4 次干细胞注射，国内患者的收费在 5 万—6 万元；国外患者要高些，大概需要 2 万美元。

根据 2021 年 12 月 20 日公司英文网页的介绍，自 2005 年以来，有超过 20500 例患者在 30 多家 CC 公司的合作医院接受干细胞治疗；这些干细胞来源于脐带、脐带血和骨髓。根据我们的访谈和网络分析，虽然接受干细胞治疗的患者的实际数量很难评估，但可以假设，有相当多的患者已经在 CC 公司接受了干细胞治疗。在访谈过程中，CC 公司的研究人员指出，其正在建立一个"类似临床试验"的治疗经验档案，为干细胞研究和治疗提供重要依据。即使我们了解，并非所有干细胞产品的研发都必须遵循临床前研究和临床试验的路径，事实上，在经过仔细评估后，还有其他医学创新模式直接对患者进行治疗，但是，这个"档案"的科学价值尚未明确。[①]

---

① Lindvall O, Hyun I. Medical innovation versus stem cell tourism. *Science*. 2009. 324(5935)：1664-1665.

第二节　争　议

　　CC 公司的干细胞治疗招致国内外科学界、医学界、生命伦理学界等的指责，其中的核心问题是，CC 公司向绝望的、没有治疗方法的患者提供干细胞产品，收取高昂的费用，但这些产品还未经过充分的科学验证，证明其安全性和有效性。国际干细胞研究协会干细胞临床转化行动小组指出，干细胞研究领域中的专家应该评估不正常的干细胞产品的功能以及致瘤风险，在干细胞转化研究的每一步都应该有严格的科学和伦理审查；干细胞治疗出现不良情况只是个时间问题，我们不应该重蹈基因治疗的老路，①在这里又犯下错误，干细胞研究共同体需要制定一些指导原则作为行动的基础。② 国际干细胞研究协会在 2008 年 12 月发布的《干细胞临床转化指南》中提出：科学家和临床医生不应该向患者提供未经证实的干细胞疗法，这是职业伦理问题；管理者应该阻止利用患者，开展非法的干细胞治疗的行为，因为这些治疗缺乏科学透明性和职业责任。③

　　英国帕金森病学会研发部前主任基兰·布林(Kieran Breen)，曾强烈批评这类干细胞治疗。"不管怎么样，这些工作没有任何证据，

---

　　① 美国费城 18 岁的男孩杰西·基辛格(Jesse Gelsinger)患了一种遗传性疾病——鸟氨酸氨甲酰基转移酶缺乏症(ornithine transcarbamylase deficiency, OTCD)。为了摆脱这种疾病带给自己和家人的痛苦，他参加了宾夕法尼亚大学人类基因治疗研究所开展的基因治疗临床 I 期试验，成为该临床试验的第 18 位，也是最后一位受试者。1999 年 9 月 13 日，在临床试验中，由詹姆斯·威尔森(James Wilson)领导的研究小组将包含外源性治疗基因的腺病毒载体颗粒(最大剂量)注入他的肝脏内。第二天，基辛格病情加重，血氨急剧攀升，昏迷不醒。4 天后，由于强烈的免疫排斥反应，他因多种器官衰竭而死亡。这是第一例因基因治疗而死亡的临床试验受试者。

　　② Nelson B. Stem cell researchers face down stem cell tourism. (2008-06-05) [2009-10-05]. https://doi.org/10.1038/stemcells.2008.89.

　　③ ISSCR. ISSCR Guidelines for the Clinical Translation of Stem Cells. (2021-07-04) [2021-07-20]. https://static1.squarespace.com/static/611faaa8fee682525ee16489/t/62f2d156697152717e7039b5/1660080473031/isscr-guidelines-for-the-clinical-translation-of-stem-cells-2008.pdf

事实上它们可能有不可逆的副作用,会对人们造成较大伤害。我们不建议人们去接受这些治疗,因为干细胞治疗还没得到科学证实,更糟糕的是,它们可能致命。"①加利福尼亚州大学洛杉矶分校神经病学康复和研究项目前主任布鲁斯·多布金(Bruce Dobkin)也很担心:"使这些细胞进入复杂的神经系统,起到修复疗伤的功能,简直是废话,我们都无法让细胞在老鼠身上产生如此大的效果。"②

但是CC公司的代表却有不同的观点。他们反问:"既然干细胞都在那儿了,可能会给患者带来希望,但当患者们患了无药可救的疾病时,却不去用干细胞治疗患者,这就是伦理的吗?"③"只要你看过患者,就不会有这样的质疑了,感受到患者这种感激的心情,你就不会去争论了。我们也看到争论了,但只占小部分,那些争论也是因为不了解这个行业。科学家、专家的争论在于,他们认为干细胞治疗在理论上没有严格的证据,但从我个人的角度来讲,这是一种科学沙文主义,干细胞在现实中治疗了很多不治之症。然而从理论上也没法反驳它,证明它,有些东西是科学永远解决不了的。他们只是在描述一种科学现象,但有些东西是描述不清楚的,这样很容易进入一种科学的误区。有些科学家存在'霸权主义',只要不是科学的就是伪科学,世界这么大,人类这么渺小,我们难道一定要用科学解决这些问题吗?我觉得这是一种迷信,有些时候人类不能太自信,以为我们的脑袋一定能想清楚,但有些事情人类是想不清楚的,永远也想不清楚。没有经过科学证明的理论就不能用,前提是所有知识都是可以科学证明的。他们反驳的大前提是,人类的所有问题都是可以想清楚的,科学能够证明一切。但我们认为至少这是对社会有利的,可缓解人

---

① Nelson B. Stem cell researchers face down stem cell tourism. (2008-06-05) [2009-10-05]. https://doi.org/10.1038/stemcells.2008.89.

② Lim L. Stem-cell therapy in China draws foreign patients. (2008-03-18) [2009-06-05]. http://www.npr.org/templates/story/story.php? storyId=88123868.

③ 访谈,B Y,2008年7月25日。

们的痛苦,而且也没有突破伦理道德的底线。"①

"CC公司做干细胞治疗将近7年时间,接待了3000多个病例。在中国现在这个医疗环境,如果CC公司有什么大的问题,还能坚持到今天吗?但是我的判断是基于对细胞学的理解,不去做基因修饰,不对细胞进行刺激,细胞是很安全的。我跟踪研究了3年,干细胞治疗对患者来说很安全,比阿司匹林更安全,他们胃痛的时候都没有胃穿孔的危险。我们对他们的不良反应进行跟踪,拿到的不是实验室的数据,不是动物的数据,而是临床的。不管过去中国医生做得是否规范,但那个时候用干细胞做心脏手术的就有400例,用干细胞做其他手术的又有多少例呢?只要我关注,就可以去了解。当这些都是安全的时候,我们就能拿到一手数据,对此有一个基本判断。如果我们的信息能够帮助患者,推动临床医疗的发展,我们就应该行动。我们做这些研究已经有3年了,这些数据和研究一定能够推动再生医学的发展,推动干细胞的临床应用。如果能够早一年将这些技术应用于临床,就会有更多患者受益,他们的痛苦就可以得到解除。我认为这对医学是一种很大的贡献。"②

CC公司的干细胞治疗确定是安全、有效的吗?2008年1月18日10点,北京武警总医院神经干细胞移植科主任、北京市神经外科研究所神经干细胞室主任安沂华做客人民网健康访谈,谈干细胞治疗中枢神经系统疾病的现状和展望。根据安沂华的介绍,从大量的动物实验和临床治疗中,他的研究小组发现神经干细胞具有其他传统治疗方法无法替代的优势,但是作为一种新发现,它也有很多劣势需要在将来进一步克服。在基础研究中,神经干细胞有细胞替代和神经营养的作用,但还不清楚其背后具体的治疗机制是什么。研究小组也不知道为什么用不同来源的干细胞,比如来自脐带血,或骨髓

---

① 访谈,U I,2008年7月20日。

② 访谈,古原,2008年7月17日。

的干细胞会有相近的治疗效果。研究小组还试着用同一种干细胞治疗中枢神经系统的不同疾病，比如脑外伤、脊髓损伤、脑瘫等，但是研究发现用不同的干细胞对疾病进行个体化治疗可能会更好。比如，用一种干细胞治疗脊髓损伤，用另一种干细胞治疗脑瘫可能会更好些。最困扰研究小组的一个现象是，那些同样患有脑瘫的患者，在接受同样的干细胞移植后，有的人呈现出显著的治疗效果，有的人的治疗效果一般，而有的人连一点治疗效果都没有。其中的原因无从可知。因此，研究小组觉得还需要做进一步研究，理解干细胞治疗。

在临床治疗中，研究小组也有很多困惑。比如，治疗的最佳条件是什么？在干细胞移植中，什么时候治疗疾病会有最好的疗效？多少细胞用于移植是最好的？治疗时这些干细胞需要和其他不同种类的干细胞按一定的比例结合吗？干细胞治疗后，我们如何客观评价治疗效果？比如举重比赛时，如果第一个选手举起了 120 公斤，第二个选手举起了 125 公斤，我们知道第二个选手得分比第一个选手要高。从数量上比较，我们可以很容易做出判断，但是却很难用这种方法来估计神经干细胞移植中神经功能改善的程度。现在研究小组利用质的改变来评价效果。如果一个患脊髓损伤的患者在治疗前不能走路，在治疗后可以拄着拐杖走路了，这就是质的变化，就可以说治疗有效。但是研究小组认为这还不太精确，需要一个具体的神经功能评价标准。这些干细胞治疗中的困惑表明，干细胞研究和治疗中的不确定性还有很多，干细胞领域还需要更多的研究，开发出真正安全、有效的干细胞产品。

第三节　新政策之后

从 2009 年开始到 2017 年，中国陆续出台了干细胞相关的政策。2009 年，卫生部颁布了《医疗技术临床应用管理办法》，提出建立医疗技术准入和管理制度，将干细胞治疗和移植技术列入第三类医疗技术目录；2011 年底，卫生部发布了《关于开展干细胞临床研究和应用自查自纠工作的通知》，整顿干细胞治疗乱象；2015 年，国家卫生和计划生育委员会与食品药品监督管理总局联合发布了《干细胞临床研究管理办法（试行）》和《干细胞制剂质量控制及临床前研究指导原则（试行）》，进一步回应干细胞治疗问题，开展干细胞临床研究备案管理；2017 年，国家食品药品监督管理总局药品评审中心颁布了《细胞治疗产品研究与评价技术指导原则（试行）》，采用干细胞按药品、临床技术管理的"类双轨制"。这一系列政策对 CC 公司以及国内的干细胞治疗有很大影响。

　　在 2011 年之前，部分海外媒体大加赞誉 CC 公司，有的媒体还跟踪报道了一些国外患者接受干细胞治疗后的情况；部分国外患者会写博客，记录他们的治疗经历和感受。从相关资料看，大部分媒体报道和博客似乎都传达了振奋人心的治疗信息。那时，CC 公司的发展蒸蒸日上，不断拓展自己的国内外合作网络，积累了更多的病例、数据和资本，也受到了各方面的关注。虽然 2009 年的《医疗技术临床应用管理办法》将干细胞治疗和移植技术列入第三类医疗技术目录，但是迟迟没有实施，国内其他公司和诊所也开始进军细胞治疗领域。这个局面直到 2011 年国家开始整顿干细胞治疗乱象才逐渐收敛。CC 公司的大部分员工离职，寻找新的就业机会，曾经几千人规模的公司缩小到几百人。曾经与公司共享利益的医院也纷纷与其解除合作关系。现在无法确定 CC 公司是否还在开展干细胞治疗，至少公司的 Web 2.0 架构，包括干细胞治疗的新闻、患者博客、患者讨论群和论坛，现在已经基本都找不到了，或者无法点击进入。

　　从当下公司网站的内容可以推测，CC 公司在前期发展中积累的病例、数据，布局的细胞制备工作，与其他机构合作开展的临床研究，为公司的后续发展奠定了一定基础。比如，CC 公司在与医院合作时，发现如果在每家医院都建实验室和细胞制备中心的话，在场地、设备、人力上需要更多的投资，也不利于生产制备规模化和监督管理,因此,希望通过建立综合细胞库和区域细胞制备中心解决这些问题。CC公司探索的区域细胞制备中心获得了国家发改委的支持,已在国内多个区域布局实施基础设施。CC公司当初积累病例和数据时,期望可以用这些资源制定细胞制备行业标准,建立质控体系,让监管部门采用自己的标准,再将此标准推广到全国,CC公司现在依然在努力做质控的标准化工作。另外,公司和科研机构之前合作的临床研究,有几项已通过临床研究备案的方式继续进行研究,有一项获得药审中心的批准,已按最新的监管审批要求,开展干细胞药物的临床试验。

但中国的一系列政策并未让未经证实的干细胞治疗在市场上销声匿迹。在百度上检索"干细胞治疗",依然能找到大量未经证实的干细胞治疗的广告,这些广告由公司、研究赞助商、制造商、药剂师、卫生专业人员等发布;有的发布方宣称干细胞能治疗多种严重疾病,有的宣称干细胞能抗衰老,解决男性和女性的生殖健康问题,治疗癌症等疾病。这些广告严重误导了患者及其家人。[①] 2020年,全国首例干细胞买卖案二审宣判涉案合同无效,在这个案例中,一家干细胞公司称,回输干细胞可以养颜抗衰老,每份干细胞的价格为3.5万元,一位女士订购了30份干细胞。后因联系公司法定代表人一直无回复,将这家公司告上法庭。[②] 最近几年,国内民众也赴国外接受干细胞治疗。有的中国富豪在中介公司组织下,去乌克兰接受抗衰老的"胚胎干细胞制剂",每针的价格近60万元。[③] 由此可见,中国的消费者也加入全球"干细胞旅游"的大潮。除了中国和乌克兰,其他国家,比如英国的很多干细胞诊所也都打着干细胞美容、抗衰老的广

---

① Lü J, Su Y Y, Song L Q, et al. Stem cell "therapy" advertisements in China: Infodemic, regulations and recommendations. *Cell Proliferation*, 2020, 53(12): e12937.

② 沈惜羽. 全国首例干细胞买卖案二审宣判:改判涉案合同无效. (2020-08-11)[2021-08-22]. https://www.thepaper.cn/newsDetail_forward_8674129.

③ 贺梨萍. 富豪60万一针干细胞续命:注射或已引起免疫反应,警惕致瘤. (2018-05-25)[2021-08-22]. https://www.thepaper.cn/newsDetail_forward_2151205.

告，吸引了不少消费者。在数字化时代，多元知识共存，作为一种新型的生物医学产品，实验性干细胞疗法挑战了传统的科学权威，模糊了医学和消费文化之间的界限。[①]

第四节　干细胞治疗业的全球扩张

如今，直接面向消费者的干细胞治疗已成为一个全球性问题，哪怕科学和医学团体、政府和媒体公开警告这种营销带来的风险，但并未减缓未经证实的干细胞治疗业的全球扩张。[②] 目前未经证实的干细胞治疗市场价值高达 24 亿美元，每年涉及约 6 万名患者，每次治疗费用高达 4 万美元。在 COVID-19 全球突发公共卫生事件中，一些干细胞公司和诊所利用人们普遍存在的焦虑和害怕心理，推销干细胞疗法，误导目标客户，使患者接受具有潜在风险的干细胞治疗。[③] 在 21 世纪初，未经证实的干细胞治疗在中国、印度等监管欠缺的国家兴起。自 2014 年以来，欧洲（德国、荷兰、西班牙、葡萄牙、乌克兰等）、北美州（美国、加拿大等）、亚洲（日本、韩国、马来西亚、菲律宾等）、大洋洲（澳大利亚、新西兰）等国家和地区也出现了大量销售未经证实的干细胞疗法的公司和诊所。[④]

---

① Erikainen S, Couturier A, Chan S. Marketing experimental stem cell therapies in the UK：Biomedical lifestyle products and the promise of regenerative medicine in the digital era. *Science as Culture*，2020，29(2)：219-244.

② Sipp D, Caulfield T, Kaye J, et al. Marketing of unproven stem cell-based interventions：A call to action. *Science Translational Medicine*，2017，9(397)：eaag0426.

③ Turner L. Preying on public fears and anxieties in a pandemic：Businesses selling unproven and unlicensed "stem cell treatments" for COVID-19. *Cell Stem Cell*，2020，26 (6)：806-810.

④ Berger I, Ahmad A, Bansal A, et al. Global distribution of businesses marketing stem cell-based interventions. *Cell Stem Cell*，2016，19(2)：158-162；Knoepfler P S. Rapid change of a cohort of 570 unproven stem cell clinics in the USA over 3 years. *Regenerative Medicine*，2019，14(8)：735-740；Turner L, Knoepfler P. Selling stem cells in the USA：Assessing the direct-to-consumer industry. *Cell Stem Cell*，2016，19(2)：154-157.

尽管美国 FDA 已经明确将干细胞作为药物进行管理,但是美国却涌现出大量无牌照的干细胞诊所。在 2008 年之前,未经证实的干细胞诊所在美国并不多见,现在美国已成为全球干细胞治疗的首选地之一;在 2015—2016 年,美国有 351 家干细胞公司在网上推销未经证实的干细胞疗法,这些公司共经营了 570 家干细胞诊所;到 2017 年,这类诊所的总数增加到 715 家;到 2019 年,这类诊所的数量已扩大到约 1000 家。[①]

下面将从国家监管、营销策略、媒体宣传、患者态度、专家意见的视角分析未经证实的干细胞治疗业在全球扩张的原因。

第一,国家监管。一方面,有部分国家和地区通过行政力量,干预这类干细胞治疗,比如,德国当局因为几起严重不良的事件,关闭了一家主要向海外患者销售干细胞疗法的私人诊所[②];美国 FDA 禁止佛罗里达州的干细胞公司 US Stem Cell, Inc. 给患者提供脂肪干细胞制剂,这家公司曾给患者提供未经证实的干细胞治疗,导致患者失明。[③] 另一方面,干细胞治疗的倡导者强烈要求放松管制,这些呼吁在美国、日本等国得到了支持。

美的《尝试权法案》旨在让重病患者在不受美国 FDA 监管的情况下获得实验性治疗,其中 30 个州,包括得克萨斯州,已实施这个法案。2017 年,得克萨斯州又进行立法(9 月 1 日实施),允许患有严重慢性病或绝症的患者,在诊所接受来源于成体组织(比如患者自己的脂肪)的干细胞治疗,前提是这是他们的医生在考虑了所有其他选

① Knoepfler P S. Rapid change of a cohort of 570 unproven stem cell clinics in the USA over 3 years. *Regenerative Medicine*, 2019, 14(8):735-740.

② Mendick B, Hall A. Europe's largest stem cell clinic shut down after death of baby. (2011-08-11) [2022-02-26]. https://www. telegraph. co. uk/news/worldnews/europe/germany/8500233/Europes-largest-stem-cell-clinic-shut-down-after-death-of-baby. html.

③ Bauer G, Elsallab M, Abou-El-Enein M. Concise review: A comprehensive analysis of reported adverse events in patients receiving unproven stem cell-based interventions. *Stem Cells Translational Medicine*, 2018, 7(9): 676-685.

项后才推荐的,且已经在人身上做过试验,由医院或医学院的医生提供,并受伦理委员会监督。其他人担心得克萨斯州的法律可能预示着,联邦对美国国内干细胞诊所的监管即将解冻。① 为了推动干细胞和再生医学产业的发展,在竞争激烈的全球市场中获得经济优势,日本最近推出的新政策允许有条件批准干细胞产品上市,放松了对干细胞临床转化的监管,使患者有更多的机会接受没有经过严格的临床试验的干细胞治疗。②

第二,营销策略。干细胞公司和诊所使用各种营销策略吸引潜在客户,包括通过其网站和数字媒体营销产品,发布广告、患者视频,甚至是假新闻;为了证明公司的合法地位,其会在 ClinicalTrials. gov 网站上登记临床研究项目,在网站上列出和学术科学家的合作关系,新增的科学出版物和专利,公司获得的监管部门的批准、各种资助机构的支持、不同级别的荣誉等。③ 但是,有些公司使用的是虚假的科学文章,或用动物研究来证明干细胞治疗的效果,④ 因为在 ClinicalTrials. gov 上登记临床研究信息并不受监控。⑤

干细胞公司和诊所建构的 Web 2.0 架构,融合了不同形式的数字媒体,比如网络链接、新闻、博客、YouTube 视频、Facebook 和 Twitter。Web 2.0 成为强大的营销工具,患者和护理人员关于治疗决策的叙述,以及各种在线广告都充斥着希望的话语。大多利用患者的感言来推销未经证实的干细胞治疗。以 YouTube 视频为例,贝

① Servick K. Texas signals support for unproven stem cell therapies. *Science*, 2017, 356(6344): 1219.

② Sipp D, Sleeboom-Faulkner M. Downgrading of regulation in regenerative medicine. *Science*, 2019, 365(6454), 644-646.

③ Knoepfler P S. Rapid change of a cohort of 570 unproven stem cell clinics in the USA over 3 years. *Regenerative Medicine*, 2019, 14(8):735-740.

④ Richey A, Frow E. The role of scientific papers cited by direct-to-consumer stem cell businesses in the Southwest US. Los Angeles: International Society for Stem Cell Research Annual Meeting, 2019.

⑤ Turner L. ClinicalTrials. gov, stem cells and "pay-to-participate" clinical studies. *Regenerative Medicine*, 2017, 12(6):705-719.

瑟尼·霍克(Bethany Hawke)与同事评估了 159 个 YouTube 视频,发现很多患者提到接受干细胞治疗后疾病有所改善(91.2%),赞扬了提供者(53.5%),并推荐干细胞治疗(28.9%)。[①] 总的来说,这类营销不仅给患者带来健康风险,而且还混淆了公众对干细胞和再生医学研究的理解。事实上,鉴于未经证实的干细胞治疗缺乏随机对照的临床试验数据,这些治疗真正的收益和风险尚不清楚。

第三,媒体宣传。媒体宣传对未经证实的干细胞治疗业的发展起到推波助澜的作用。媒体大肆宣传干细胞研究将带来新的治疗方法,使公众误认为干细胞疗法已经推出或即将推出。[②] 比如,一项研究考察了中国报纸对干细胞治疗的报道,发现这些报道(共 300 多篇)的信息大部分来源于治疗的提供者;大多数报道将干细胞诊所和治疗提供者的活动描述为其提高了中国在干细胞研究领域的地位,其中 95% 的文章将干细胞治疗描述为革命性的疗法,93.8% 的文章提到或讨论了治疗益处。中国报纸和国外报纸一样,似乎都采用了一种不加批判的方式来报道干细胞治疗,低估干细胞治疗存在的风险,夸大其收益和治疗效果,很少提供可靠的科学证据。这明显和事实不符,容易误导民众。[③]

第四,患者态度。患者在干细胞治疗网络中处于核心地位。从政治经济学供需的角度看,如果患者没有强烈需求,干细胞治疗产品也就无从推销;患者对干细胞充满了希望,越来越多的患者使用数字媒体来创建希望社区,在这个新兴的社区传播、交流已被炒作的干细

---

① Hawke B, Przybylo A R, Paciulli D, et al. How to peddle hope: An analysis of YouTube patient testimonials of unproven stem cell treatments. *Stem Cell Reports*, 2019, 12(6):1186-1189.

② Caulfield T, Sipp D, Murry C E, et al. Confronting stem cell hype. *Science*, 2016, 352(6287):776-777.

③ Ogbogu U, Du L, Rachul C, et al. Chinese newspaper coverage of (unproven) stem cell therapies and their providers. *Stem Cell Reviews and Reports*, 2013, 9(2): 111-118.

胞治疗信息，参与争取获得未经证实的干细胞治疗的运动。[1] 一些患者倡导团体对干细胞研究充满希望，是干细胞研究的有力支持者，他们不再等待科学家完成临床试验，而是踏上"干细胞旅游"之路，寻求未经证实的干细胞治疗。[2]

由于保险公司通常不会支付未经证实的干细胞疗法，一些患者和家属选择医疗众筹，也就是使用在线社交网络募集费用。这些医疗众筹活动存在潜在的误导信息，往往夸大了干细胞治疗的功效，低估了干细胞治疗的风险。[3] 在这个复杂的网络中，寻找治疗希望的患者和家属，与追求经济利益的干细胞公司、诊所、医生成为盟友。他们与坚持正统的干细胞临床试验模式的科学家、医生的价值观产生冲突，这导致传统的干细胞创新和监管模式出现松动。[4]

第五，专家意见。虽然干细胞创新是临床转化期望达到的一个重要目标，但是如果对未经证实的干细胞治疗领域监管不力，就会产生可怕的后果。无原则的从业者以"生物医学创新"、患者的"选择权"等名义，为自己开展的干细胞治疗辩护。干细胞治疗现象可以被解释为医学专业精神的退化，是一种"阶段性时尚疗法综合征"的社会疾病，体现了医学重商主义的猖獗。[5] 这个领域因缺乏监督，导致了一系列本可以避免的伤害，从失败的治疗带来的经济和心理负担，

①　Petersen A, MacGregor C, Munsie M. Stem cell miracles or Russian roulette?: Patients' use of digital media to campaign for access to clinically unproven treatments. *Health Risk & Society*, 2016, 17(7-8): 592-604.

②　Matthews K R W, Iltis A S. Unproven stem cell-based interventions and achieving a compromise policy among the multiple stakeholders. *BMC Medical Ethics*, 2015, 16(1): 75.

③　Snyder J, Turner L, Crooks V A. Crowdfunding for unproven stem cell-based interventions. *Journal of the American Medical Association*, 2018, 319(18): 1935-1936.

④　Salter B, Zhou Y, Datta S. Hegemony in the marketplace of biomedical innovation: Consumer demand and stem cell science. *Social Science & Medicine*, 2015, 131: 156-163.

⑤　邱仁宗. 从中国"干细胞治疗"热论干细胞临床转化中的伦理和管理问题. 科学与社会，2013，3(1): 8-25.

到身体伤害、疾病,甚至死亡。[1]

有的学者提出,公众教育很重要,但现在还很欠缺,[2]医学协会、医疗保健专业人员的协会有责任通过与患者沟通和教育等方式,干预患者接受未经证实的干细胞治疗[3];生物技术公司有社会责任去检查消费者是否适当使用产品和服务,同时对员工进行教育,使他们了解这类干细胞治疗。[4] 若患者付费参与临床研究的话,研究者在向同行评审的期刊投稿时,应遵守期刊标准,有责任向期刊编辑、审稿人、读者披露经济利益冲突,说明其干细胞干预以直接面向消费者的干细胞产品的方式,向患者收取费用。[5]

一些专家和组织持续呼吁对干细胞治疗业进行监管。虽然国际干细胞研究协会于 2008 年发布了《干细胞临床转化指南》,并于 2016 年和 2021 年进行更新,建议各国制定干细胞科学标准,针对未经证实的干细胞治疗,但是该指南并不是很有效,全球干细胞诊所的数量仍在继续增加。[6] 考虑到像美国 FDA 这样的单一机构不太可能有效阻止全球性的干细胞治疗问题,[7]一些学者呼吁广泛的利益相关者共

---

① Lysaght T, Lipworth W, Hendl T, et al. The deadly business of an unregulated global stem cell industry. *Journal of Medical Ethics*, 2017, 43(11):744-746.

② Master Z, Robertson K, Frederick D, et al. Stem cell tourism and public education: The missing elements. *Cell Stem Cell*, 2014, 15(3):267-270.

③ Weiss D J, Turner L, Levine A D, et al. Medical societies, patient education initiatives, public debate and marketing of unproven stem cell interventions. *Cytotherapy*, 2018, 20(2):165-168.

④ Mater Z, Fu W, Paciulli D, et al. Industry responsibilities in tackling direct-to-consumer marketing of unproven stem cell treatments. *Clinical Pharmacology & Therapeutics*, 2017, 102(2):177-179.

⑤ Turner L, Snyder J. Ethical issues concerning a pay-to-participate stem cell study. *Stem Cells Translational Medicine*, 2021, 10(6), 815-819.

⑥ Foong P. Regulating unproven stem cell interventions: How effective are the ISSCR guidelines? *Biotechnology Law Report*, 2020, 39(3): 196-203.

⑦ PEW Charitable Trusts Report. FDA's framework for regulating regenerative medicine will improve oversight. (2019-10-17)[2021-08-20]. https:// www. pewtrusts. org/-/media/assets/2019/10/fdasframeworkfor regulatingregenerativemedicine_v2. pdf.

同合作，基于各国的背景，制定适当的法规、指南，保护患者和研究对象。① 也有学者建议世界卫生组织组建再生医学专家咨询委员，以便协调和解决干细胞治疗的问题，并提供指导。②

由此可见，干细胞治疗是一个复杂的生态系统，多个行动者（患者、研究者、资助机构、投资方、媒体、监管机构、市场等），以及多重因素在不同小生境中相互作用，共同促成未经证实的干细胞治疗业在全球扩张。③ 毫无疑问，作为生命科学领域的新兴大国，中国在发展干细胞技术时，和欧美日等国家和地区一样，在干细胞治理方面面临同样的问题和挑战。全球干细胞治理需要对传统的思维提出质疑，后发展国家（Global South）和发达国家（Global North）要作为平等的行动者，共同应对全球干细胞治理问题。④

CC 公司的案例再次展现了干细胞临床转化的复杂性，CC 公司的商业行为并非存在于某种意义上的管理真空，而是和中国的政治、经济、社会等发展密不可分。中国一开始就决定将干细胞产品作为药物来管理，但由于干细胞本身的复杂性、不确定性、风险性，以及管理机构之间权力的变动，国内对干细胞产品的管理存在空白，后来卫生部颁布的《医疗技术临床应用管理办法》也未正式实施。这给了CC 公司更多的时间和空间继续它的商业模式，寻找更大更强的合作伙伴，进行更多的干细胞治疗，建立更稳固的产学研一体化平台。Web 2.0 时代使博客成为患者与普通民众之间传递、交流信息的平

---

① Sipp D, Canlfield T, Kaye J, et al. Marketing of unproven stem cell-based interventions: A call to action. *Science Translational Medicine*, 2017, 9(397): eaag0426.

② Master Z, Matthews K R W, Abou-el-Enein M. Unproven stem cell interventions: A global public health problem requiring global deliberation. *Stem Cell Reports*, 2021, 16(6):1435-1445.

③ Knoepfler P S. Mapping and driving the stem cell ecosystem. *Regenerative Medicine*, 2018, 13(7):845-858.

④ Zhang J Y, Datta Burton S. *The Elephant and the Dragon in Contemporary Life Sciences: A Call for Decolonising Global Governance*. Manchester: Manchester University Press, 2022.

台。CC 公司在其公司网站上也利用了这个工具，通过患者的博客和新闻媒体等展现干细胞治疗的效果，从而吸引更多的患者前来尝试"今日享受明日的治疗（tomorrow's treatment today）"。

CC 公司的商业模式自认为挑战了传统"从基础研究到临床应用"的方法，先用干细胞治疗患者，希望将临床研究和应用中得到的信息反馈到基础和临床研究，逐渐建立自己的各种标准，最后上升到国家标准。这个商业模式非同寻常，也充满争议。人们对此的批判聚焦于这样一个事实：在给患者提供干细胞治疗之前必须做大量科学研究，来确证干细胞转化医学的安全性和有效性。当人们更关注应用研究而不是基础研究，工作人员从事药物研发，却没有受过基础研究和临床研究的训练时，为了使药物研发更快地进入Ⅲ期临床试验，他们会不惜破坏人们对新药机制的全面理解以及省略精密的剂量选择。[1] 在中国确定干细胞临床研究备案制之后，CC 公司的商业模式无法再继续下去。

我们可以看到，国外的干细胞公司和诊所在营销未经证实的干细胞治疗时，采用了和 CC 公司相似的策略，利用 Web 2.0 平台，用过于乐观、充满希望的描述和声明，吸引大量的国内外患者支付高昂的费用接受干细胞治疗，却没有公开的证据证明其安全性和有效性（具体参见第七章）。全球干细胞治疗业是一个复杂的生态系统，加强对这个领域的监管固然重要，但依然很难完全阻止全球干细胞治疗业的扩张。其中，患者在干细胞治疗网络中扮演着至关重要的角色。下一章将从患者的视角，进一步分析干细胞治疗的问题。

---

[1] FitzGerald G A. Anticipating change in drug development: The emerging era of translational medicine and therapeutics. *Nature Reviews Drug Discovery*, 2005, 4(10): 815-818.

第七章　干细胞治疗：患者的角色

　　本章将聚焦在 CC 公司接受干细胞治疗的患者，以他们为例，探讨患者在全球干细胞治疗业的角色。① 研究显示，在 CC 公司接受治疗的患者认为，自己在积极寻求在本国无法获得的治疗。这些患者通常来自不同的国家：中国、英国、美国、南非和澳大利亚等。我们访谈的患者似乎已意识到这种实验性治疗涉及的一般风险，在权衡了可能的收益后，依然准备去接受那些风险。这反映出冒险的患者作为医疗选择的"消费者"的出现，以及患者在全球范围内寻求治疗选择的动力，而这不受到本国伦理和监管约束的阻碍。此外，我们发现这些患者倾向于出现在或多或少稳定的网络和群体中，在这些网络和群体中，他们密切互动和合作，并对其他患者的疾病可用的治疗方案提出意见和评估。这些患者还扮演着研究对象和研究资助者的多重角色，因为他们需要为治疗和研究活动付费。这种新的患者状态

---

　　① 本章内容源自：Chen H, Gottweis H. Stem cell treatment in China：Rethinking the patient role in the global bio-economy. *Bioethics*，2013，27(4)：194-207. 部分内容略有修改。

(patienthood)的社会动力学对干细胞治疗的伦理治理具有重要的启示。

第一节　干细胞旅游

当患者简被诊断出患有小脑萎缩(一种神经退行性疾病)时,她开始了一段漫长的寻找治愈方法的旅程。最终她来到了中国,寻求CC公司的帮助。CC公司的网站上是这样讲述她的故事的:

> ……英国一位著名专家正式诊断她患有小脑萎缩,并告诉她随着病情的发展,她的症状只会随着时间的推移而恶化,使她瘫坐在轮椅上,最终死亡。专家还告诉简,她没有可用的治疗方案。他对她说,"她唯一的希望是干细胞研究,但在她有生之年,它还不可用"。这让她陷入沮丧和悲伤之中。她的女儿不愿轻易放弃,开始研究母亲的病情,寻找英格兰之外任何可行的治疗方法。最后,她在一则新闻报道中找到了自己想要的东西:一名身患类似疾病的苏格兰男子曾前往中国接受干细胞治疗。与他联系,确认他病情得到改善后,简和她的家人"抓住了这个机会",她和丈夫立即启动前往中国的计划。……她于2008年1月10日,在CC公司合作的一家医院开始脐带干细胞移植、脐带血清和神经生长因子联合针灸和康复治疗。

在采访录像和纪录片的支持下,CC公司网站进一步报道:

> 她在中国的几个月里,病情恶化到在没有大量支持的情况下无法行走的程度。这让她只能坐在轮椅上,尽管她非常想自己独立移动。她的平衡能力严重受损,特别是双脚。她极易疲劳,在这期间,一些症状更加明显。尽管身体状况不佳,她仍继续行走,需要别人不断的帮助。

> 在治疗后,患者腿部肌肉的控制能力增强,行走更加稳定和

流畅。具体来说,她的双脚能靠得更近,脚趾朝前,平衡得到了显著的改善。到第二次治疗时,她可以独立爬上一段短楼梯。她可以活动较长时间而不感到疲倦。随着治疗的进展,患者的行走情况有所改善,她开始在丈夫的陪同下,到医院外散步。最初,只有 5—10 分钟,但到治疗结束时,增加到了 25—30 分钟。患者完全用力后,可以把轮椅作为步行架。

简的故事是 CC 公司的干细胞新闻网站上的数百个故事之一。网站上描述的患者病例似乎都有类似的故事:他们通常被当地的医生诊断为患有无法治疗的疾病,绝望地在其他地方寻找治疗方法。患者在某个时间联系了 CC 公司,该公司承诺,给许多在其他国家没有治愈希望的患者提供帮助。

在干细胞治疗领域,CC 公司并不是一个独特的现象。对患者进行实验性的和/或未经证实的干细胞治疗,是一种可以在世界各地的诊所中找到的实践,最近已成为公众关注的话题。提供干细胞治疗的诊所可能位于中国、印度、哥斯达黎加、多米尼加共和国、德国、墨西哥、俄罗斯和土耳其等,提供从脊髓损伤、视神经发育不全(ONH)、视—隔发育不良(SOD)、共济失调,到脑瘫和帕金森病等多种疾病的治疗。[①]

国际上的科学家、医生、生命伦理学家和社会科学家都认为,世界各地各种诊所对干细胞治疗潜力的描述往往过于乐观,并且没有公开发表的临床证据的支持。[②] 2008 年,国际干细胞研究协会制定了《干细胞临床转化指南》和《干细胞治疗患者手册》,以保护患者免

---

① ONH:视神经发育不全,损害视力,可能伴有大脑和荷尔蒙问题;SOD:视—隔发育不良,一种先天性畸形综合征,表现为视神经发育不全和透明隔(大脑的中线部分)缺失。

② Enserink M. Selling the stem cell dream. *Science*, 2006, 313(5784):160-163; Lau D, Ogbogu U, Taylor B, et al. Stem cell cinics online: The direct-to-consumer portrayal of stem cell medicine. *Cell Stem Cell*, 2008, 3(6):591-594; Regenberg A C, Hutclinson L A, Schankar B, et al. Medicine on the fringe: Stem cell-based interventions in advance of evidence. *Stem Cells*, 2009, 27(9):2312-2319.

受潜在的生理、心理和经济伤害。

与此同时,这类治疗的第一个死亡案例也被记录在案。2009 年 2 月 17 日,《共济失调毛细血管扩张症患者神经干细胞移植后供体源性脑肿瘤》一文发表在《公共科学图书馆医学》(*PLOS Medicine*)。[①] 这是第一份关于神经干细胞治疗后产生人脑肿瘤并发症的报告。报告强调,尽管直接面向消费者的干细胞治疗存在问题,但出于各种原因,许多国家的监管机构未能阻止干细胞治疗诊所向患者提供高风险的干细胞治疗,收取巨额费用。[②]

本章的主要目标是,更好地理解为什么患者决定在离家较远的治疗中心进行实验性干细胞治疗。关于"干细胞旅游"的现有文献大多集中在新兴干细胞治疗业的伦理缺陷,以及对国家和跨国法规和指南的需求上。[③] 但是,要想让这些监管工具良好运作,就必须充分了解干细胞治疗的社会政治动态,尤其是了解患者选择 CC 公司治疗的原因。我们还需要更好地了解,在当今的生物经济中,寻求国外干细胞实验性治疗的患者在社会经济中扮演的角色。只有这样,才能对如何最有效地应对"干细胞旅游"伦理治理的挑战做出合理的评估。

大部分以"干细胞旅游"为主题的文章都强调了干细胞治疗不符合伦理规范,具有欺骗性的医疗行为会给患者造成身体和心理的伤害,同时在经济上剥削患者。大多数人认为患者的绝望状态,是促使他们接受未经证实的干细胞治疗的关键。[④] 但是,患者为了接受未经

---

① Amariglio N, Hirshberg A, Scheithauer B W, et al. Donor-derived brain tumor following neural stem cell transplantation in an ataxia telangiectasia patient. *PLOS Medicine*, 2009, 6(2):1-18.

② Kiatpongsan S, Sipp D. Monitoring and regulating offshore stem cell clinics. *Science*, 2009, 323(5921):1564-1565.

③ Kiatpongsan S, Sipp D. Monitoring and regulating offshore stem cell clinics. *Science*, 2009, 323(5921):1564-1565.

④ Qiu J. Trading on hope. *Nature Biotechnology*, 2009, 39(1201):790-792.

证实的干细胞治疗而长途旅行的事实，不能单凭绝望来解释。那么，如何解释越来越多的患者去 CC 公司合作的干细胞治疗中心接受这些治疗呢？这些患者如何看待自己和他们的治疗选择？这在多大程度上揭示了当今全球化医疗系统中的患者角色重塑？

CC 公司提供给患者的未经证实的干细胞治疗的市场不断扩大，反映了当今患者状态的更大转变，以及医疗保健和全球生物经济的重新配置。在 21 世纪，患者不仅寻求对他们的疾病产生最大效益的治疗方法，而且还倾向于在定义和寻求治疗方案，以及在与医疗系统互动方面发挥更加积极的作用。接受干细胞治疗的患者不仅是寻求治疗的行动者，同时也愿意作为研究对象，甚至是事实上的研究资助者。在寻求治疗的过程中，他们在全球范围内建立网络，并且不认为自己受到国界的限制。

此外，这种新的健康行动主义在组织上通过或多或少松散的合作网络运作，从患者团体和组织到自发的、基于互联网的患者及其亲友网络。① 如今，Web 2.0 架构在重新"配置"患者状态的过程中发挥着至关重要的作用。它通过各种网络工具（比如博客、论坛）来实现这一点，这些工具构成了一个定义和重新定义患者与医疗系统互动关系的空间，并被用来传播信息、交流经验和评估结果。网络也是患者与治疗中心之间产生新形式互动的地方，Web 2.0 架构使治疗中心能够与患者、患者社区和潜在研究对象实现积极互动。

正如我们将要展示的，患者参与传统医学界批评的、未经证实的干细胞治疗是一个复杂的过程，这要求我们在文化和技术变革的大背景下，仔细审视当代患者状态的重构。但我们也需要关注全球生物经济和卫生保健领域，这两个领域都在经历快速转型。目前，不仅西方国家，中国和印度等新兴生物医学研究中心，也都在干细胞和再

---

① Landzelius K. Introduction: Patient organization movements and new metamorphoses in patienthood. *Social Science & Medicine*, 2006, 62(3):529-537.

生医学领域争夺全球领先地位。由于干细胞治疗还未形成全球治理机制,这种竞争也是在不同的监管环境中进行。① 在这种情况下,患者扮演着重要角色。

第二节 询问患者

我们在 2007 年 12 月至 2010 年 8 月之间间断地进行了实证研究。通过参加科学会议、政策研讨会,访问 CC 公司总部、分公司、合作的干细胞治疗中心进行参与观察。研究资料还包括多个文件,各种形式的非正式互动,13 次与患者的电子邮件访谈,14 次与政策制定者、生命伦理学家、科学家、临床医生、患者、CC 公司的员工和合作伙伴面对面的深度访谈。我们还在互联网上加入了两个患者讨论群进行观察:视神经发育不全和视—隔发育不良讨论群,其成员大部分是国外患者,主要交流语言为英语;此外,还加入了干细胞治疗 QQ组,其成员包括中国患者、干细胞公司的临床医生和工作人员,他们用中文交流干细胞研究和治疗的信息。同时,还研究了 CC 公司的Web 2.0 架构,比如,公司的网站、Facebook 页面、博客和论坛。

在实证研究中,我们还接触到选择在 CC 公司的治疗机构接受治疗的患者。我们想了解这些患者为什么到中国进行干细胞治疗,不顾科学家和他们的医生直接和/或间接发出的警告;这些患者在前往中国治疗之前做了哪些准备,患者是否意识到或被告知实验性治疗的风险。我们分析了雅虎网站上关于"干细胞安全"的交流群,还研究了患者在 CC 公司的网站上发布的博客。②

我们于 2010 年 2 月 8 日在 Facebook 上输入关键词"stem cell

---

① Bharadwaj A, Glasner P. *Local Cells*, *Global Science*: *The Rise of Embryonic Stem Cell Research in India*. Milton Park: Routledge, 2008.

② 我们观察到的博客都是对所有人开放的。

treatment,China"（干细胞治疗、中国），以确定与 CC 公司有联系的患者，并发现 62 个结果。[①] 由于这 62 人并非都在自己的 Facebook 页面上发布联系信息，我们又通过搜索患者网站上的电子邮箱，最终共找到 52 个患者的电子邮箱，向他们发送了访谈邀请邮件。我们收到了 13 份答复，其中 3 份来自仍在筹款、准备接受治疗的潜在患者，3 份来自正在中国接受干细胞治疗的患者，7 份来自已经接受干细胞治疗并回家的患者。[②]

在电子邮件访谈中，我们首先询问患者为什么咨询 CC 公司，他们在 CC 公司有什么样的经历，CC 公司的干细胞治疗是否有效，以及在 CC 公司接受干细胞治疗后，他们目前的状况如何。此外，我们还询问患者，中国医生是否告知他们治疗结果的不确定性，治疗前是否有任何伦理咨询，是否要求他们签署知情同意书，他们在中国治疗期间的各个方面是否都被很好地告知。

第三节　CC 公司、Web 2.0、患者互动

我们的访谈和网络分析表明，患者通常通过其他患者、患者网络和各种网络工具（如网页、博客、Facebook 或电子邮件）了解到 CC 公司。CC 公司和患者之间的 Web 2.0 架构不应被误解为一个简单的网站，或只是一个与患者互动、连接博客的网站。这个网络架构是不同网站、讨论组、博客等的组合，其中患者体验、公司介绍、广告、科学信息之间的界限有可能被有意模糊。任何走进 CC 公司 Web 2.0 世界的人，都会进入一个虚拟与现实不再明显分离的网络空间，就像在

---

① Facebook 是大部分外国患者进行交流的社交网络。

② 在邮件访谈中，我们先介绍了自己和研究项目，再告知患者我们计划在英国的期刊上发表文章，因此非常想了解他们的具体经验。我们告诉患者我们从网上注意到他们在尝试干细胞治疗，并询问他们如果方便的话，是否可以简要回答一些问题。

网络游戏的 Web 2.0 世界中一样。① 唯一不同的是，进入 CC 公司网站的人们并不是寻求乐趣或刺激的游戏玩家，而是拼命寻求帮助的重病患者。

2010 年 4 月 14 日，我们访问了 CC 公司的官方网站、与 CC 公司相关的其他网站，以及提到 CC 公司的网站。我们首先查看了 CC 公司的中国网站，包括公司简介、公司文化、公司员工、公司活动。此外，还有"新闻中心"版块和"事件"版块，涵盖了公司 2005 年至 2010 年的发展历程。此外，该网站还链接到 CC 公司全球，其中包括美国、泰国、欧洲公司。CC 公司全球为非中国人打开了了解 CC 公司的窗口。

CC 公司美国网站介绍了该公司的最新消息，包括其临床研究（已完成、正在进行或计划中）的状态。当时（2010 年 4 月 14 日），泰国公司仍在建设中。在 CC 公司欧洲网站可以选择不同的语言，如意大利语、荷兰语、西班牙语和英语。此网站首页顶部附近，用粗体字写着："干细胞还不能治愈疾病，但可以显著提高生活质量。"网站上的视频开头还出现了免责声明："干细胞疗法是一种实验性疗法，不属于公认的治疗方式，这种疗法的结果可能因人而异。干细胞疗法旨在显著改善生活质量。"该视频展示了 CC 公司、其合作医院及设施，介绍了 CC 公司提供的干细胞治疗、如何进行干细胞治疗，以及来自不同国家的患者和他们的治疗经验。最后总结道："他们来自世界各地，但有一个共同点，都意识到他们的疾病没有其他的治疗方法"，"在他们了解干细胞的那一天，一切都改变了"，"迈向更美好的生活：再生医学和 CC 公司"。

在 CC 公司的 Web 2.0 中，该公司不仅是一家诊所，而且是一家处于科学发展前沿的大型跨国生物技术公司，来自世界各地的许多

---

① Boellstorff T. *Coming of Age in Second Life*：*An Anthropologist Explores the Virtually Human*. Princeton：Princeton University Press, 2008：19.

患者都证明了 CC 公司的研究和治疗的好处。在 CC 公司欧洲网站上，访问者可了解到 CC 公司的治疗流程、提供治疗的医院、治疗费用[①]、用于治疗的干细胞的性质、到中国治疗的旅行方案、与 CC 公司合作的医院和实验室。还列出了由 CC 公司雇佣，或与之合作的科学家发表的出版物、各种疾病患者的治疗经验[②]、12 封患者的推荐信等。

与 CC 公司合作的部分干细胞治疗康复中心也建立了自己的网站。据其中一个干细胞治疗康复中心的网站介绍，该中心治疗的患者大部分来自国外，从 2008 年 1 月成立开始，每年会治疗来自美国、英国、罗马尼亚和澳大利亚等 60 多个国家的 300 多名患者。该中心网站由新闻和治疗案例等几部分组成，包括最新的医学新闻、CC 公司细胞治疗案例和患者视频。其中，患者可以留言和咨询治疗方案，与其他患者分享治疗经验，了解其他患者的感受、对治疗的描述，以及了解中心的专家、医生、设施等。患者还可以找到有关干细胞、CC 公司和常见问题的信息，汇集中国各类干细胞治疗信息的网站，以及 CC 公司和患者博客的链接。中心网站转载的博客大部分是从 CC 公司网站上外国患者撰写的博客翻译过来的，似乎在向中国患者宣传 CC 公司及其干细胞治疗。

截至 2010 年 4 月 14 日，该干细胞治疗康复中心的网站共有 216 个博客，其中包括 38 名脑瘫患者、37 名视神经发育不全患者、21 名脊髓损伤患者、21 名视—隔视神经发育不全患者，以及 99 名患有其他疾病（约 38 种）患者的博客。这个网站还提供了约 97 名患者的干细胞治疗经历，涵盖 23 种疾病，从共济失调（17 名）到帕金森病（10

---

①　根据 CC 公司欧洲网站，6 次干细胞注射的费用为 22000—28000 欧元，具体费用取决于疾病、使用的方案和医院。

②　这些症状包括共济失调（10）、肌萎缩侧索硬化（3）、脑损伤（2）、脑瘫（3）、脑瘫（1）、格林—巴利综合征（1）、多发性硬化（4）、视神经发育不全（2）、脊髓损伤（5）、脊髓性肌萎缩（1）、婴儿中风（2）。

名)再到中风(6 名)。除此之外,该网站上还有一些精选的患者视频和新闻。这些新闻报道毫无例外地反映了 CC 公司干细胞治疗的前景,配有令人振奋的标题,比如:"干细胞给盲童希望""充满希望的父母筹款""新疗法提供希望""盲女开创性的手术""在中国的革命""中国之旅可以拯救我的生命""小步大跃"。

同时,CC 公司持续动员国外患者与其他潜在的患者互动,尽可能争取新客户。国外患者积极参与不同网络讨论组的讨论。其中一个讨论群于 2006 年 9 月 20 日在雅虎上建立,由 CC 公司聘用的一位医学顾问负责管理。该群的重点是脐带干细胞及其在疾病和损伤治疗中的安全使用。截至 2010 年 4 月 12 日,群内共有 1465 条留言,最后一条留言发布于 2010 年 3 月 20 日。另一个讨论群主要面向视神经发育不全,或视—隔发育不全患者的家庭,他们正在接受或已经接受过干细胞治疗。该群由美国患者家属于 2008 年 11 月 8 日成立,群成员可以发表任何他们想与他人分享的内容。截至 2010 年 4 月 12 日,共有 3982 条留言。他们分享经验并提供建议,以使他人的"干细胞旅游"更轻松。从中我们了解到,群内的患者和家属会针对如何筹集前往中国的旅行和治疗费用提出建议。

"让每个人都参与进来——在互联网上写信,联系当地报纸和电视台。如果你的朋友和家人住在很远的地方,让他们也在所住的地方做募捐活动。创建一个博客——一个 Facebook 页面。让你认识的每一个人给他们认识的每一个人写信、发传单等,美丽而有爱心的人可能就会出现了。事情太多了,你需要很多人手。"[①]

一些国外患者加入了干细胞意识协会。据该协会网站报道,该协会的创始人之一是一位来自美国的干细胞倡导者凯特,她的孙子被诊断为视神经发育不全。她开始对干细胞感兴趣,同时研究可能的干细胞疗法来治疗孙子的疾病。她还在 CC 公司担任顾问,并为

---

① 来自该讨论群,2010 年 3 月 11 日访问。

讨论群的成员提供建议。该协会在美国和英国组织了一些活动，让接受干细胞治疗的孩子和他们的家人团聚在一起，分享干细胞治疗的经验、他们在治疗前后的差异。在干细胞意识协会的网站上，有筹款页面，希望接受干细胞治疗的患者家属可以在此为他们孩子的治疗筹款。[①]

CC公司传播策略的一个关键组成部分是，通过患者的博客来吸引更多患者和家属。这些博客本质上是治疗广告。在博客中，患者通常会描述他们的治疗经历、与治疗中心的医生和护士的互动，以及他们在中国的生活，例如，他们吃的食物、住的地方，以及在中国期间去过的地方。这些博客是患者与在家里的家人和朋友联系的工具。正如一位患者在博客中写道："这个博客确实有两个目的。一是让家人和朋友了解正在发生的事情，二是让有类似病症的人了解干细胞项目的情况，并对未来保持期望。"[②]

下文摘自患者爱丽丝（多发性硬化患者）的博客[③]。

在CC公司合作的医院接受干细胞治疗

2007年5月24日

我的眼睛在继续改善。当我闭上眼睛的时候，看到的全是黑色——不再像以前一样是斑点和色圈了。能够拥有几乎正常的视力太好了。

2007年5月25日

今天早上我下了床，走到附近的肯德基去喝了杯咖啡，还买了爱吃的芝麻球。差不多有几英里了吧，这对我来说太不可思议了……

在做康复运动的时候，我的平衡能力真的比以前好多了。

---

① 我们不确定筹款活动是否真的发生在本网站上。
② 患者博客，2009年7月29日访问。
③ 患者博客，2008年5月2日访问。

我在摆动板上抛接实心球的时候,真的能够保持平衡了。医生跟我说,我的走路和平衡都好多了。那个用来训练肌肉的电脑程序真是太严格了。每次练几分钟后我就会很累,抬腿时背也痛。不管如何,我都会尽最大的努力,而且我感觉好起来一点了。

2007 年 6 月 3 日

这对我来说**太**不寻常了。我能够走路逛街超过 5 个小时,而且精力充沛。背也不痛了,我的腿和膝盖也没有很累,基本上就像一个正常人了……

我**真的**感觉好多了。我的复视(double vision)基本上完全没有了。身体的右侧感觉越来越好了。

2007 年 6 月 9 日

我仍然感觉很棒,我没有复视。我眼睛的聚焦比以前好多了,这对我来说太不可思议了。我仍然能够感觉到我右侧的身体,特别是脸、眼睛等。这是以前最困扰我的东西。原来我的眼睛不能聚焦,这让我觉得自己好像身处雾中。只有当感觉更好了以后,你才会真正意识到,原来的情况有**多糟糕**。

通过阅读患者爱丽丝的博客,我们可以感受到,其中展示的干细胞治疗是积极、乐观的。在研究中,我们发现尽管大部分患者回家后通常会停止写博客,但一些患者还是会继续写。然而,由于博客所覆盖的时间有限,我们无法推断治疗的长期效益。正如我们的分析所示,来自世界各地的患者共同打造的 CC 公司的 Web 2.0 架构,远远超出了提供典型信息和链接库的公司网页。对于那些有兴趣了解更多的人,论坛或患者的博客提供了丰富的信息渠道,这将他们与 CC 公司,以及现有的和以前的患者联系起来。

第四节　患者的感知和角色

众多生命伦理学的论述重点在于，作为公民和个人的患者，在他们与医疗系统的互动中，应受到医学伦理的基本原则、适当的伦理规范等的保护；患者在选择治疗方案和参与临床研究前，需要做出知情的、理性的、自主的决定。① 这种观点在反思伦理决策问题方面确实有用，但我们也必须承认，根据当前社会科学的实证研究，患者越来越被概念化为灵活地扮演不同角色的混合文化历史的人。

虽然当今的普遍模式将患者视为被赋予权利，并期望得到当局合理保护的自主民众，但越来越多的证据表明，有的患者已成为研究的消费者和合作伙伴，例如，患者会游说政府支持艾滋病研究，参与设计临床试验。② 仅仅因为有病而进入医疗系统的被动患者，似乎已经变成自己健康的积极管理者和医疗选择的消费者。越来越多关于患者的社会科学文献强调，并在一定程度上浪漫化了患者在 21 世纪医疗体系中的角色，即一个日益活跃、自我引导的主体，他们在挑战医学研究和卫生保健的中心机构和实践。将患者重塑为患者、研究代理人和研究对象的混合体可能会导致伦理困境，但也可能构成当前生物经济不可逆转的特征。

在研究中，我们还试图了解哪些患者会接受 CC 公司的干细胞治疗以及接受治疗的经历。为此，我们对 13 名患者进行了电子邮件访谈，并对 3 名在中国接受 CC 公司治疗的患者进行了面对面访谈。我们的访谈还提出与知情同意相关的问题。我们在 CC 公司合作的一个干细胞治疗中心获得了该治疗中心提供给患者的知情同意书。

---

① Beauchamp T L, Childress J F. *Principles of Biomedical Ethics*. 7th ed. Oxford: Oxford University Press, 2012:101-149.

② Epstein S. *Impure Science: AIDS, Activism, and the Politics of Knowledge*. California: University of California Press, 1998.

这是一份两页的双语（中英文）表格，包含患者姓名、性别、年龄、术前诊断等基本信息，干细胞治疗的适应证、注意事项、预防措施，患者已阅读知情同意书并知道干细胞治疗的优缺点的声明等。知情同意书提醒患者："干细胞治疗是一项新的临床治疗技术。与其他临床治疗技术一样，由于个体差异、病情异常或其他不可预测的因素，可能存在重大风险"，"仍存在不可预见的后果"。

我们询问患者是否签署了干细胞治疗知情同意书，却得到了不同的答案。一位患者说："我不能说我记得'签署'过任何东西，但我知道会有不确定的结果。"①凯特的孙子大卫接受了 CC 公司的干细胞治疗，她告诉我们："大卫的父母与大卫在中国的治疗中心，他们为大卫签署了知情同意书。在大卫接受治疗之前，医生向他们解释了这项治疗的相关内容……我与许多听说过大卫故事的视神经发育不全患者家庭进行了交谈。是的，我交谈过的每个人都被很好地告知了干细胞治疗的每一个细节。"②

回应我们访谈请求的患者对他们在 CC 公司的体验赞不绝口。其中一位患者来自加拿大，这位患者一生中的大部分时间都在轮椅上度过。她说，经过干细胞治疗和针灸治疗后，她感觉很好。她的母亲和她一起来到中国，她们都对治疗中心的医生很满意。"中国医生比加拿大医生好，加拿大医生比较贪婪，他们为富人工作，但中国医生乐于助人，对患者更负责、更专业。我们对中国医生评价很高，在这里得到了很好的照顾和积极的体验。"③

我们的研究发现，患者不仅是感激的医疗接受者，而且决心寻找最好的治疗方法。我们遇见的和/或访谈的患者及其家属都投射出一种自我形象，即医疗进步的消费者，即使在最困难的情况下，也积

---

① 电子邮件访谈，B L，2010 年 2 月 8 日。
② 电子邮件访谈，K W，2010 年 2 月 10 日。
③ 访谈，L M，2007 年 12 月 4 日。

极寻求治疗选择。一位接受干细胞治疗的患者通过电子邮件告诉我们："我的总体体验非常好。预订行程没有问题，在中国停留期间也没有问题。……我患的是退行性疾病，干细胞治疗的效果很好，但并没有我们希望的那样持久。这与我所患的疾病关系较大……我当前的状况与两年前大致相同。我计划今年夏天回去接受更多治疗。"①

根据我们对这名患者和其他患者的观察，只要干细胞治疗后有明显的积极作用，即使这种作用后来消失，患者也愿意再次进行实验性治疗。为了提高他们的生活质量，他们宁愿冒险尝试未经证实的干细胞疗法，也愿意自己支付实验性治疗的费用，而不是等待干细胞疗法获得批准和可用，或者什么都不做。

伊丽莎白是一位三岁脑瘫患者的母亲，在她和丈夫带着他们的儿子前往中国尝试干细胞治疗之前，也曾有过疑虑，但她说她希望儿子有机会成为一个独立的个体："像任何父母一样，你想为孩子付出自己最大的努力，在一天结束时，你想知道自己已经做到了，并且已经尝试了一切，即使这意味着去国外尝试一些实验性治疗。"②

患者在积极寻求治疗方案时，似乎也将自己视为"研究的伙伴"，并意识到他们的治疗是实验性的。回复我们电子邮件的患者表示，他们知道并了解治疗的风险和不确定性，但依然认为去 CC 公司接受治疗是他们提高生活质量的最后希望。从他们的回答中，我们发现接受访谈的七名已经接受干细胞治疗的患者中有六名认为，治疗后有明显的改善，一名只感觉到微小的改善。

凯特告诉我们她孙子的治疗经验："我们被告知这是一个案例研究，无法保证干细胞手术有助于大卫的视一隔发育不良。……大卫只有 18 个月大，他的状况一直在恶化。当大卫被美国医院收治时，我们被多次告知，'我们能为大卫做的就是让他稳定下来，试着稳定

① 电子邮件访谈，BJ，2010 年 2 月 7 日。
② 患者博客，2009 年 11 月 7 日访问。

血糖，因为他的疾病没有治疗方法'。对于我们一家人来说，问题是我们是否继续不断冒着大卫在没有治疗方案的美国医院死亡的风险，还是冒着在中国接受未经证实的实验性治疗的风险，这可能会给他带来更好的生活质量！我们非常感谢大卫在中国接受了脐带干细胞治疗。"①

一位儿子被诊断出视神经发育不全的父母告诉我们："我知道干细胞治疗可能对汤姆没有任何作用，也知道可能出现副作用。那里的代表和医生坦白地告诉我们，干细胞治疗不是对每个人都起作用。他在 19 个月大的时候，在中国学会了坐起来，能抬起头，吃固体食物，开始玩玩具、拥抱和亲吻，也更愿意接近他人，有光感了。在干细胞治疗之前，汤姆就像一个三个月大的婴儿。他只喝奶瓶里的东西，躺在地板上，不玩玩具，哭得很厉害，没有光感。"②

另一位孩子的母亲回复我们："在中国治疗期间，安德鲁自己爬上了轮椅，因为每天理疗、职业疗法和针灸。回到南非的家中，她再也做不到了。作为父母，我总是想看到治疗的积极方面。简言之，安德鲁没有什么大的改进，但仍然有改进……他有非常细微的改进。根据我所做的进一步研究，干细胞应该在治疗三到六个月后显示出效果，所以我们还有几个月的时间等待我们想看到的明显差异。"③

在另一个案例中，一位美国人带着妻子和儿子来到中国。由于一次事故，他部分瘫痪，四肢不能活动。他的妻子告诉我们："在美国，没有干细胞治疗，所有的干细胞研究都处于实验阶段，选择患者参与临床试验时都有非常具体和严格的要求。我们试了很多次，希望能被这些实验所招募，但都失败了。美国医生并不反对干细胞治疗，但他们自己不会这么做。我们的朋友向我们介绍了中国的干细

---

① 电子邮件访谈，K W，2010 年 2 月 10 日。

② 电子邮件访谈，B Y，2010 年 2 月 12 日。

③ 电子邮件访谈，B K，2010 年 2 月 11 日。

胞治疗,我们知道一些患者在接受治疗后有明显的改善。所以我们
咨询了CC公司,后来被安排在这家医院接受治疗。我们提供了病
史,医生与我丈夫进行了会诊,CC公司提供干细胞治疗,建议我们接
受四个疗程的治疗。他只接受过一次干细胞注射,但现在感觉有了
改善。美国对干细胞研究的规定过于严格,干细胞疗法至少需要10
到15年才能应用到临床。我们等不了那么久。尽管干细胞治疗有
风险,但值得一试,如果我们不尝试,他的情况就不会改善,生活质量
也就没有了。正如我们所知,许多CC公司的医生和研究人员在美
国接受过教育,但他们不能在美国开展这项工作。"①

　　在本章中,我们通过考察当今患者在寻求治疗目前医疗机构无
法治愈的疾病时所经历的复杂社会政治动态,来探讨最近讨论较多
的"干细胞旅游"现象。我们选择深入研究在CC公司寻求治疗的患
者,CC公司在国际上为患者提供实验性干细胞治疗,尽管这些治疗
并非基于先前的临床前研究和临床试验。

　　基于实证研究,我们发现在CC公司接受治疗的患者(通常得到
家属支持)认为,自己/家人是在积极寻求在本国无法获得的治疗。
我们访谈的患者和家属似乎已意识到了这类实验性治疗所涉及的风
险,权衡了可能的收益之后,愿意接受这些风险。这些研究发现反映
了患者作为医疗选择的"消费者"的出现,以及患者在全球范围内寻
求治疗选择的动力,其不再受到本国已知的各种伦理和监管的约束。
此外,我们发现这些患者不应该被视为在全球范围内寻找治疗选择
的孤独的个体;相反,总体而言,他们倾向于出现在或多或少稳定的
网络和群体,在这些网络和群体中,他们密切互动和合作,针对他们
疾病的可用治疗方案形成意见和评估。

　　当然,对这些患者的自我认知评估并不意味着,患者在中国接受
治疗的决定应该,或可以被理解为纯粹理性、知情的决定。事实上,

① 访谈,J M,2007年12月4日。

很难确切地说，进入 CC 公司网络世界的患者和/或其家属如何理解和体验这个网络世界。在吸引国内外数千名患者到其治疗中心的过程中，CC 公司的 Web 2.0 架构起到了关键作用，否则无法动员如此多的患者，特别是国外患者，前往 CC 公司的治疗中心。但是我们可以想象，进入这个充斥着网站、论坛、患者感言和 Facebook 群组的世界，对于患者及其家属来说，一定是一种相当沉重的体验，尤其是他们因为重病而承受着压力和感到绝望。就我们所见，在这个医疗网络世界中，没有什么是完全错误的承诺，但是从患者、家属、医生和科学论文，到慷慨的临床承诺、研究网络中的多种声音，似乎都传达了相同的信息："来 CC 公司，试一试。"换言之，CC 公司利用复杂的 Web 2.0 架构，积极说服患者在中国接受实验性干细胞治疗。

患者是 CC 公司治疗网络中的关键行动者，因为他们在为公司提供资金和推动其研究进程方面发挥着重要作用。正如我们所提出的，患者不仅在 CC 公司寻求治疗，实际上还扮演着研究对象和研究资助者的重要角色，这种角色组合与当时中国的监管环境非常契合。一般情况下，患者如果被选入临床试验，成为研究对象，就不必为参与这类临床试验而付费。然而，在 CC 公司的治疗网络中，他们扮演着患者、研究对象和资助者等多重角色，因为他们需要为治疗和研究活动付费。

此外，在 CC 公司接受治疗的患者数量庞大且不断增加，这似乎有利于 CC 公司建立"类似临床试验"的治疗经验档案，可以为干细胞研究和治疗带来重要的洞见。然而，这个"模式"有两个维度的问题。首先，即使我们接受这样一个事实，即并非所有的干细胞疗法的研发都必须遵循临床前研究和临床试验的路径，而且还有其他医学创新模式，在仔细评估后直接对患者进行治疗，但这种不涉及临床试验的医学创新模式通常只针对少数重症患者，而不是数千名患者，CC 公司的治疗规模显然超越了这种模式。其次，CC 公司建立设想的"类似临床试验"的治疗经验档案需要大量资金，在缺乏足够的国家或地方资金的情况下，患者似乎履行了作为 CC 公司实验研究/治疗模式资助者的重要职能，这可能会形成一个循环。在经济需求的推动下，CC 公司的实验治疗规模远远超过任何可能存在的科学或医学原理。

这指出了理解中国干细胞治疗的社会政治动态的另一个重要方面。中国试图在国际生物医药研发中成为重要的竞争者，也意识到了监管挑战，希望制定有利的监管政策，在国际竞争中获胜。而 CC 公司借着监管还未明确的时机，开展干细胞治疗，扩大国内外的治疗网络。这个高度复杂的情形需要一种审慎的方法来管理干细胞治疗。如果我们对当今患者态度转变的分析是正确的，那么几乎没有理由相信，任何法规、道德谴责或宣传活动会阻止患者在全球范围内主动寻求医疗选择。

我们预测，如果患者在本国没有其他治愈途径，其将继续在全球探索实验性治疗的机会。因为这些患者不仅在国外看到了良好的治疗机会，而且可能还倾向于认为，干细胞创新领域被非理性的政治、宗教力量和监管所阻挠，忽视了患者的现实需求。这个图景反映了一个更大的社会文化变化模式，"干细胞旅游"需要考虑到这一变化模式。纵观中国干细胞治疗的社会动态，任何形式的干细胞治疗全球监管，或指导方针，或公共宣传活动都不是特别有效。尽管如此，各国政府还是需要执行相关政策和指导方针，以确保在患者的利益和动机之间找到适当的平衡，并进行必要的伦理治理。

第八章　干细胞治理：展望

从 1978 年全国科学技术大会召开到今天，我国在科技体制改革和发展战略中特别强调和鼓励科技创新。从"十一五"规划，到"十三五"规划、"十四五"规划，我国都提出要坚持创新驱动发展，重点支持干细胞技术等领域。比如，《国家中长期科学和技术发展规划纲要(2006—2020 年)》将"基于干细胞的人体组织工程技术"列入生物技术前沿领域；在各种"十三五"科技创新规划中，干细胞及转化被列为战略性、前瞻性重大科学问题，引领产业变革的颠覆性技术，需要重点攻克的关键技术；在"十四五"规划中，干细胞研究依然成为生物医药的重点支持领域。其中一个重要原因是，干细胞能满足干细胞研究倡导者(包括国家、科学家、患者组织、生物技术公司)对面向未来的重大创新技术的"社会技术想象"[1]：干细胞有望带来新的医学革命，治疗无药可救的疾病，改善人类的健康状况，应对世界人口老龄化问题，同时，提高国际科技竞争力。

---

[1]　Jasanoff S，Kim S H. Containing the atom：Sociotechnical imaginaries and nuclear power in the United States and South Korea. *Minerva*，2009，47(2)：119-146.

当代前沿生物技术的兴起和发展不仅使倡导者对此产生期望和想象，也带来了炒作问题。为了获得更多的生物资本、资金和支持，有的利益相关者在申请项目、寻找风险投资时会夸大其词，在资源分配中产生"炒作的政治经济"（political economy of hype）。[①] 有些媒体、公司网站虚假宣传干细胞治疗的功效，有的科学家在科普中传递过于乐观的信息，许多患者和患者组织对干细胞疗法抱有不切实际的期望。实际情况是，目前除了用传统的造血干细胞治疗某些血液疾病和免疫性疾病，大部分干细胞研究还停留在实验室研究和临床研究阶段，实现干细胞的临床转化仍然是一条艰难、曲折和漫长的道路。全球仅有十余个干细胞产品上市，中国还没有出现任何一个创新性干细胞产品。很多患者可能会对科学的进展感到失望。而那些迫切需要治愈的患者可能会寻求替代方案，选择未经证实的干细胞治疗，尽管这样做会有身体损伤，甚至死亡的风险。全球干细胞治理面临的一个共同挑战是，如何既促进干细胞的创新，又保护患者的安全，改善患者的健康。

与传统科学相比，当代科学呈现出新的特征。作为一种战略性新兴生物医学技术、引领产业变革的颠覆性技术，干细胞治理模式将直接影响干细胞临床转化和产业化。本章将结合当代科学研究的范式和干细胞的特性，分析干细胞治理的挑战和路径，这对其他新兴生物医学的治理可起到参考作用。

第一节　当代科学的特征

随着近代科学的职业化，当代科学已从"学院科学"（academic science）走向"后学院科学"（post-academic science）或"产业科学"，

---

① Hurlbut J B. *Experiments in Democracy: Human Embryo Research and the Politics of Bioethics*. New York: Columbia University Press, 2017:266.

"在科学组织、管理和实施方式中发生了一个根本性的、不可逆转的、遍及世界的变革"①。科学社会学家罗伯特·默顿(Robert Merton)认为,公有主义(Communalism)、普遍主义(Universalism)、无私利性(Disinterested)、有条理的怀疑主义(Organized Skepticism)构成了科学的精神气质,这也被称为"默顿规范"(CUDOS)。默顿规范主要针对学院科学,这是一种纯科学,科学家主要以兴趣为导向,开展远离世俗利益的纯粹的科研活动,科学家的"独创性"能否被科学共同体承认是科学知识生产的动力机制。②

在后学院科学中,科学规范和科学知识生产的动力机制都发生了变化。约翰·齐曼(John Ziman)提出默顿规范过于理想,后学院科学的规范应该是所有者的(Proprietary)、局部的(Local)、权威的(Authoritarian)、定向的(Commissioned)和专门的(Expert)(简称PLACE)。科学家往往以问题、目标、应用为导向进行跨学科合作,和产业、政府、市场等有密切关系。政府资助的科研项目强调与国家的战略目标、经济和社会利益相一致。更多的主体,比如工程师、企业参与到研发活动中,知识生产场所也变得多元化、网络化。③科学共同体和政府、社会实际上是一种"集体契约"的关系,比如国家和地方给予经费支持,期望科学共同体有科研产出,回报社会。除了获得默顿意义上的名誉性奖励,科学家还试图生产具有应用价值的科学知识产品,申请专利,获得经济报酬,并进入社会生产和分配体系之中。④

---

① 齐曼. 真科学——它是什么,它指什么. 曾国屏,匡辉,张成岗,译. 上海:上海科技教育出版社,2002:81.

② 默顿. 科学社会学. 鲁旭东、林聚任,译. 北京:商务印书馆,2003.

③ Kellogg D. Toward a post-academic science policy: Scientific communication and the collapse of the Mertonian norms. *International Journal of Communications Law & Policy*, 2006(6):1-29.

④ 李正风. 科学知识生产的动力——对默顿科学奖励理论的批判性考察. 哲学研究, 2007, (12):90-95.

当代科学的知识生产模式也发生了转变，已从传统知识生产模式（模式 1），向跨学科知识产生模式（模式 2），甚至超学科知识生产模式（模式 3）转变。迈克尔·吉本斯（Michael Gibbons）等提出，当下以应用、跨学科、异质性互动、多维评价、反思性等为导向的新知识生产模式（模式 2）取代了以单一学科研究和基础知识实践为主的知识生产模式（模式 1）。[①] 伊莱亚斯·卡拉扬尼斯（Elias Carayannis）和大卫·坎贝尔（David Campbell）在其编著的《创新网络和知识集群中的知识生产、传播和运用》中首次阐述了知识生产模式 3。模式 3 拓展了模式 1 和模式 2，其核心概念是集群（cluster）、网络（network）和生态系统（ecosystem）；模式 3 是一个大学、产业、政府、公民社会之间多层次、多形态、多节点、多主体和多边互动的知识创新系统，融合了相互补充和促进的创新网络和知识集群。[②] 模式 1 表征了学院科学的研究结构，模式 2 和模式 3 可以对应后学院科学的研究结构，同样，它们也分别接近常规科学和后常规科学的特点。

西尔维奥·福特沃兹（Silvio Funtowicz）和杰罗姆·拉维茨（Jerome Ravetz）在 20 世纪 90 年代提出"后常规科学"（post-normal science）的概念，以回应库恩在《科学革命的结构》中提出的"常规科学"[③]。库恩假设，科学图景和社会政治情境都是常规的，科学共同体在同一范式下开展"解谜"活动，科学的发展是受范式制约的常规科学，以及突破旧范式的科学革命的交替过程；然而，后常规科学却充满争议、风险，具有高度的复杂性、不确定性和决策紧迫性；在后常规科学时代，相关知识和政策问题更加复杂，科学的关键问题不再是确

---

① Gibbons M, Limoges C, Nowotny H, et al. *The New Production of Knowledge：The Dynamics of Science and Research in Contemporary Societies*. London：Sage, 1994.

② Carayannis E G, Campbell D F J. *Mode 3 Knowledge Production in Quadruple Helix Innovation Systems：21st-Century Democracy, Innovation, and Entrepreneurship for Development*. New York：Springer, 2012.

③ Funtowicz S O, Ravetz J R. Science for the post-normal age. *Futures*, 1993, 25(7)：739-755.

立真理,而是保持和提高质量,因此,我们需要使用新的方法,包括邀请"扩展的同行社区"(extended peer communities),让他们提供"扩展的事实"(extended facts),并积极参与解决他们的问题。①

后常规科学理论将认识论(epistemology)②和治理联系在一起;新兴科技治理面临的棘手问题之一是技术的风险评估,其中的挑战包括:新兴技术涉及复杂的行动者集群、多地点的知识和证据生产、各种互不相容的目标、众多的认知文化、不同的风险认识论问题等。③不同的学科有不同的认知文化(epistemic cultures)和多元的认识论,多学科、跨学科的知识生产夹杂着完全不同的证据形式、兴趣焦点、质量保证和不确定性,这可能会导致多种冲突。④ 另外,不同的利益相关者对当代科学及其风险的认知也不尽相同。比如,在关于转基因生物的争论中,科学家和公众对转基因生物的风险认知是不同的,科学家认为他们的决策基于科学,而反对方是非理性的、无知的、情绪化的,但是转基因生物的研究还存在科学可以提出但无法回答的问题,争论的双方都有可能忽略了所有可能的未知数和看不见的风险。⑤

后学院科学和后常规科学的概念有重合之处。两个概念都具有批判性,传统科学的认知模式基于知识、科学真理和确定性,传统的

---

① Ravetz J R. What is post-normal science. *Futures*,1999,31(7):647-653.

② 认识论或知识论关注的是我们如何知道我们所知道的,是什么证明了我们相信我们所相信的,以及我们应该使用什么样的证据标准来寻求关于世界和人类经验的真理。参见 Audi R. *Epitemology: A Contemporary Introduction to the Theory of Knowledge*. 3rd ed. New York: Routledge,2010.

③ Kastenhofer K. Risk assessment of emerging technologies and post-normal science. *Science, Technology, & Human Values*,2011,36(3):307-333.

④ Boschen S K, Kastenhofer K, Rust I, et al. Scientific non-knowledge and its political dynamics: The cases of agrobiotechnology and mobile phoning. *Science, Technology, & Human Values*,2010,35(6):783-811;Knorr C K. *Epistemic Cultures: How the Sciences Make Knowledge*. Cambridge, MA: Harvard University Press,1999.

⑤ Kastenhofer K. Risk assessment of emerging technologies and post-normal science. *Science, Technology, & Human Values*,2011,36(3):307-333.

科学观将科学视为客观、价值无涉、可靠的知识，但是当代科学已不同于简单、确定的传统科学图景，充满未知和不确定性。作为一项公共事业，科学与政治、社会、经济、文化等纠缠在一起。科学家要进入公共领域，需要考虑到利益、产业、政策、社会、文化等外部因素，以及多学科、跨学科之间的认知差异。如今的科学知识生产和评价不再是科学共同体和专家自己的事，仅靠科学共同体的"自律"和"自治"不足以应对当下复杂的科学图景，已有的规范无法再适用于当代科学，科学决策需要多元主体在场与参与。① 也就是说，我们对当代科学要有新的认识论和不同的治理方式。

第二节 干细胞转化研究的特点

干细胞转化研究已呈现出后学院科学、产业科学、后常规科学的特点，其知识生产方式除了模式1之外，更多采用模式2和模式3，这给干细胞转化研究的治理带来艰巨的挑战。早期干细胞研究中的知识生产方式相对比较简单，基本停留在模式1，主要以研究者的兴趣为导向，经过同行评议，在学术期刊上发表研究结果。当1998年人类胚胎干细胞研究引起全球关注，尤其受到政府、产业、患者的青睐后，干细胞研究的知识生产方式逐渐从模式1转变成模式2和模式3，干细胞研究的动力机制除了被兴趣所驱，还会被竞争、创新驱动。

近十年，随着越来越多的干细胞研究进入临床转化阶段，以及全球未经证实的干细胞治疗业的兴起，多个干细胞创新集群、网络、系统交织在一起，更多的干细胞研究进入模式3。从行动者网络理论的视角看，干细胞创新网络在过去20多年逐渐变大、变复杂，已形成多层次、多形态、多节点、多主体和多边互动的网络，更多的行动者介入这个网络，包括患者、医生、倡导者、监管机构、资助者（包括公共和私

---

① 盛晓明. 后学院科学及其规范性问题. 自然辩证法通讯，2014，36(4):1-6.

人）、风险投资者、政治家、律师、国家及地方政府机构、协会、基金会等。

干细胞创新网络是动态的。网络中的行动者相互作用，行动者与行动者之间有时因为共同的兴趣或利益交织在一起，成为盟友。考虑到干细胞的医学潜能，尤其是干细胞已成为国际生命科学的前沿研究领域，具有不同研究背景的科学家不约而同都选择其作为自己的研究重点，有的科学家之前的研究背景未必和干细胞研究直接相关。由于不同国家针对人类胚胎干细胞研究有不同的政策，不少科学家会到监管政策相对宽松的国家开展人类胚胎干细胞研究。不同的科研团队有时因为共同的研究目标选择合作。为了开展临床转化工作，科学家会走出实验室，与企业家合作，获得企业的经济资助。临床医生需要选择合适的患者参与临床试验，积累临床研究数据。绝望的患者希望被招募进临床试验，获得尝试干细胞治疗的机会。和其他新药研发一样，干细胞临床试验也需要合同研究组织（Contract Research Organization，CRO）的介入，因为合同研究组织通常通晓药品临床试验的相关法规和实施细则，可以组建研究团队，更有效地开展临床试验，提高创新药临床试验的效率和成功率。

有些行动者会形成一个集群，这些集群有交织、有重叠，也可能处于网络中的两端，互不干扰，但有一天会碰撞在一起。这个网络中某一组成部分的行动，可能对整个创新系统产生积极或消极的影响。以患者为例，不同的患者因为患有相同的疾病加入同一个患者组织，有的患者和患者组织甚至动用自己的力量，支持人类胚胎干细胞研究，比如，一些患者和科学家、政治家等一起努力，积极争取，最终使得美国加利福尼亚州于 2004 年通过 71 号提案，于 2020 年通过 14号提案。患者在 Web 2.0 中的互动，促使更多的患者选择未经证实的干细胞治疗，成为干细胞研究的参与者、资助者，这对全球干细胞旅游业的兴起和发展有很大的影响。

干细胞临床转化网络涉及无数个不同的领域，特别是科学技术领域、医疗健康领域、产业经济领域、伦理法律领域和社会政治领域。不仅需要解决科学中的问题，比如细胞培养、动物实验、临床前研究等，还需要科学和社会的共生产，比如和政府沟通，让国家和地区在干细胞研究领域提供经济和政策支持；打造干细胞转化研究商业模式和创新系统；让公众理解干细胞；考量患者、市民力量对转化研究的影响；处理好知识产权问题，关注国家临床干细胞转化研究管理办法；理解医疗制度和医患关系等。

目前，干细胞研发还需要进一步探索。在基础研究中，干细胞的作用机制尚不清晰，关键科学问题尚待解决，包括"干细胞多能性的维持和自我更新、干细胞的定向诱导分化、重编程与谱系重编程的机理与技术研究、诱导多能干细胞的理论与机制研究、干细胞的组织特异性与组织干细胞、干细胞与微环境的相互作用、基于干细胞的组织和器官功能重建等"。干细胞的体内作用机制尚待研究，包括干细胞进入体内后的归巢作用、免疫调节作用及抗炎作用等作用机制，以及细胞标记与示踪研究明显滞后于机体功能改善的观察。干细胞制剂本身极其复杂，因为干细胞有不同的类型和来源，干细胞批次、代次、制备条件、研究人员、质量控制技术等也有所不同，而且干细胞制剂的制备、保存和运输存在不稳定性。若缺乏干细胞质量检验标准体系，研发机构获得高质量的临床级干细胞制剂会更加困难。[①] 因此，干细胞临床研究和产业化任重道远。

第三节　中国干细胞转化研究的治理挑战

本书主要通过案例研究的方法，展示我国在干细胞临床转化中

---

① 汤红明，刘中民. 关于推进干细胞临床研究的思考. 中华医学科研管理杂志，2020，33(1)：79-80.

的具体实践和治理过程,同时在全球背景下,介绍其他国家的干细胞转化医学项目和治理经验,进行国际比较和分析。案例主要聚焦间充质干细胞的临床转化和产业化,这是目前国内,也是国际干细胞临床试验中占比最高的。最近几年,国际上的人类胚胎干细胞和诱导多能干细胞临床试验开始增多。我国也有一小部分研究团队申请并通过了人类胚胎干细胞和诱导多能干细胞临床研究备案。总的来说,不管是间充质干细胞,还是人类胚胎干细胞和诱导多能干细胞,中国和其他国家在干细胞临床转化上面临的机遇和挑战是相似的。这不仅有科学、技术上的问题,还有产业、经济、政治、社会等方面的难题。如何应对未经证实的干细胞治疗问题,如何在传统的药物监管模式之外,寻找创新性的治理模式,同时又保证患者的安全,赢得公众的支持仍然是全球共同面对的,还需要继续深入探索的问题。①

回顾中国干细胞临床研究相关政策的制定和实施情况,我们不难发现,中国对干细胞临床研究的治理主要是自上而下的:中央政府制定政策,然后委托下一级部门执行相应的政策。以《干细胞临床研究管理办法(试行)》为例,这个管理办法由中央核心监管部门——卫计委与药监局——共同组织制定、颁布,并负责监管。这两个机构委托下属省级部门对干细胞临床研究进行管理,下属省级部门将上级精神传达到行政管辖区域内的干细胞临床研究机构,要求它们组建相应的学术委员会和伦理委员会,对本机构的临床研究进行监督管理,递交上级所需的备案和审查资料,并由它们对其进行最终的审核和监督。

但是很多时候,中央政府制定的政策在实施过程中面临可行性问题,最后并未达到有效治理的目的。例如,卫生部于 2009 年颁布的《医疗技术临床应用管理办法》最后就不了了之。这种管理办法存

---

① 本节部分内容源自:陈海丹. 干细胞临床研究政策回顾和展望. 自然辩证法通讯,2018,40(3):81-86.

在管理缺口，以及由部门权力转移所引起的管理矛盾。卫生部负责管理的是医疗机构而不是科学研究机构。而中国干细胞研究经费主要来源于科技部。大部分干细胞研究者是科学家而不是临床医生。但是，干细胞临床应用前的审批过程却归卫生部管理。因此，中国的各种体制问题也影响了干细胞研究的组织、资助、评估等多个方面。[①]这些干细胞治理中的问题和周雪光提出的"权威体制与有效治理之间的矛盾"不无相关。

　　周雪光发现，在当代中国 60 多年的政治历程中，一些重大问题和现象重复出现，尽管它们分散在不同领域、不同场景，以不同形式出现，但是这些现象和相关问题均来源于中国政体内部的一个深刻矛盾，即权威体制与有效治理之间的矛盾。他指出："权威体制的核心是中央统辖权与地方治理权之间的关系；两者之间的紧张和不兼容集中体现在权威体制与有效治理之间的内在矛盾。在这里，权威体制的核心是中央政府（广义上）对广大国土的统辖权，体现在中央政府自上而下推广其政策指令意图、在资源和人事安排上统辖各地的权力。有效治理指政府在不同领域或属地管理中处理解决具体问题的可行性、有效性，尤其体现在基层政府解决实际问题的能力。"[②]

　　面对这些困境，处理权威体制与有效治理之间矛盾的三个应对机制应运而生：决策一统性与执行灵活性之间的动态关系、政治教化的礼仪化、运动型治理机制。运动型治理机制与常规治理机制都是中国国家治理的重要机制，两者既相互矛盾，又相互依赖，并在一定条件下相互转化。[③] 在执行中央政府颁布的干细胞临床研究政策的过程中，基层政府和干细胞研究机构似乎也采用了周雪光所提到的

---

　　① Zhang J Y. *The Cosmopolitanization of Science：Stem Cell Governance in China*. Basingstoke：Palgrave Macmillan，2012.
　　② 周雪光. 权威体制与有效治理：当代中国国家治理的制度逻辑. 开放时代，2011.（10）：67-85.
　　③ 周雪光. 运动型治理机制：中国国家治理的制度逻辑再思考. 开放时代. 2012（9）：105-125.

这三种应对机制。例如，在国家搁置已有的政策，但又未正式颁布新的干细胞临床研究政策期间，干细胞临床研究和应用在中国出现了灰色地带。不同机构对中央政策进行了不同的解读和猜测，并采用了因地制宜、灵活执行的策略。

正如本书的案例研究发现的那样，有的科研机构停止了已经开展的干细胞制品临床试验；有的科研机构和医院合作，通过多中心合作研究，希望尽快完成临床试验，然后由卫生部批准其干细胞治疗方法，并在全国推广；有的干细胞公司则钻了政策法规的空隙，继续为国内外患者提供干细胞疗法，希望通过临床应用积累的案例总结经验，制定干细胞治疗的标准，上报卫生部。这些机构和公司之所以采取这些策略，和所在地政府的态度密切相关，因为干细胞研究不仅存在国际竞争，也存在国内竞争。不同地区积极启动相应的项目，增加资金投入，吸引人才，力争该地区的干细胞研究处于全国领先地位。当然，有的基层政府相对比较保守，会立刻阻止干细胞治疗，而有的基层政府则相对比较大胆，能够通过变通和共谋的行为，支持本地的干细胞临床研究和应用，期望自己所辖地内的干细胞研究和临床应用抢先领跑，弯道超车。①

当权威体制无法进行有效治理，不规范的干细胞治疗变得不可控时，卫生部与药监局只能打破常规治理机制，决定通过运动型治理机制，开展为期一年的干细胞临床研究和应用规范整顿工作。采取全面动员的形式，在短期内将中央的意图和信号自上而下传递到各个领域和部门。组建规范整顿工作领导小组，委托省级卫生行政和食品药品监督管理部门组成的工作组开展具体工作。各省工作组以及基层政府对统一的上级指令反应也各不相同，在开展整顿工作时

---

① 陈海丹. 从共生产视角看中国干细胞治理. 自然辩证法通讯，2013，35(2)：112-118；Sleeboom-Faulkner M, Chen H, Rosemann A. Regulatory capacity building and the governance of clinical stem cell research in China. *Science and Public Policy*，2018，45 (3)：416-427.

有松有紧,导致有的干细胞治疗中心关门,有的干细胞治疗中心还可以继续运作。

但是这种运动型治理机制只能暂告一段,卫计委与药监局最终通过制定颁布《干细胞临床研究管理办法(试行)》,以期干细胞临床研究重新进入常规治理。总之,在这种自上而下的治理模式中,监管者是主体,其他行动者都是客体,主客体是一种对立的关系。然而,只有当不同的行动者处于平权的地位,主体间是一种相互认同、相互依存和相互影响的关系时,才有可能共同营造出相互协调的行动之网。

纵览中国干细胞临床转化研究的治理过程,我们发现,中国在干细胞治理中一直采用传统的治理框架。在治理原则上,传统的治理框架是先经过一段时间的观察,了解到风险后再制定相关监管办法,然而新兴技术和产业的风险—收益很不确定,政府很难及时应对,有效地控制风险;在治理关系上,监管者和监管对象是"猫和老鼠"的关系,有的监管对象可能会寻找监管的灰色地点,扩大自己的营利机会,造成恶性循环,而创新治理路径需要监管者和监管对象建立良好的互动关系,寻求合作共赢的方法;在治理工具上,监管者一般出手较慢,但一出手力度又偏大,以惩处为主,而新兴产业的治理需要"下手快、力度轻",这样企业才能快速调整,减少损失。[①] 这种传统的治理框架使得中国的干细胞治理反应较慢,基本跟随国外的脚步,处于被动应对状态。这种"事后务实的政策理念"会阻碍干细胞等新兴生物医学的治理。[②]

除了上述问题,基于在干细胞领域十多年的探索,同济大学附属东方医院干细胞转化医学研究团队发现,中国的干细胞临床转化还

---

① 薛澜,赵静. 走向敏捷治理:新兴产业发展与监管模式探究. 中国行政管理,2019(8):28-34.

② Zhang J Y. Lost in translation? Accountability and governance of clinical stem cell research in China. *Regenerative Medicine*, 2017, 12(6):647-656.

存在多方面的问题,比如缺乏相关专业人才、风险防控机制、国家层面的实施细则、健全的临床研究信息管理系统,以及完善的临床研究质量控制体系。[①] 该研究团队从医疗机构和企业的视角提出,推进干细胞临床转化和产业化要从"三化""三双""三合"三个层面进行统筹。具体来讲,临床研究主体和企业作为产业化主体,应合法化(遵守国家制定的相关法律、法规、制度等)、规范化(加强干细胞临床研究质量管理体系建设)、标准化(确保干细胞来源、干细胞制剂、干细胞质量和临床研究方案的统一)地开展干细胞临床转化和产业化;实施干细胞临床转化的双备案(干细胞临床研究机构和干细胞临床研究项目进行备案)、双审查(通过研究机构学术委员会和伦理委员会的审查)、双培训(相关业务和技术培训);加强三合(科研与临床、临床与企业、企业与市场)等"政产学研医资介"六位一体的合作。[②]

第四节　干细胞转化研究的治理展望

近年来,随着前沿科技,比如大数据、基因组学、纳米技术、合成生物学、人工智能的兴起和发展,关于新兴科技的治理问题研究也层出不穷。目前国内外研究较多提倡新兴科技的伦理、法律和社会问题(Ethical, Legal and Social Implications/Aspects, ELSI/A)研究,以及"负责任研究与创新"(Responsible Research and Innovation, RRI),主张用跨学科的方法,通过多方利益相关者的参与和协商,制定前瞻性的科技政策。[③] 有学者提出后常规科学的精神气质应该是透明性(Transparency)、稳健性(Robustness)、不确定性管理

① 赵庆辉,汤红明,李佳潞,等. 加强干细胞临床研究质量控制的策略探讨. 中华医学科研管理杂志, 2021, 34(5):393-396.
② 汤红明,赵庆辉,何斌,等. 关于推进干细胞产业化的思考——以医疗机构和企业为视角. 中华医学科研管理杂志, 2021, 33(1):46-50.
③ 陈海丹,张冰倩. 中国人类基因组的 ELSI 研究态势分析. 科学学研究,2022,40(12):2020-2128.

(Uncertainty Management)、可持续性（Sustainability）和跨学科性（Transdisciplinary）（简称 TRUST）。[①] 世界经济论坛提出，要将"敏捷治理"作为第四次工业革命的指导理念。我国学者在此基础上提出，新兴产业发展需要敏捷治理，其中的优化路径包括："多目标间平衡、动态过程优化和工具灵活转化。"[②]

　　总的来说，干细胞从基础研究、临床前研究、临床试验到获得批准，进入临床应用和已有的卫生保健系统，需要攻克多重障碍。为此，有学者提出了"技术准备"（technology readiness）[③]、"制度准备"（institutional readiness）[④]、"时空准备"（spatiotemporal readiness）[⑤]等主张，希望各个部门在技术、制度、时空等方面，前瞻性地部署好干细胞和再生医学产品在临床转化、临床应用中牵涉的各个行动者。也有学者试图整合技术、制度、时空准备并拓展这些主张，提出"创新治理准备"（innovation governance readiness）的概念，建议将此作为一种工具来提高私人、公共和公民社会行动者的能力，这些行动者共同努力，推动基于再生医学等新兴医疗技术和疗法的研发和应用。[⑥]

　　创新治理指的是一套规则，用来刺激和管理涉及不同私人和公共行动者的知识生产和创新过程。医学创新中的知识生产和创新过

　　① Konig N, Borsen T, Emmeche C. The ethos of post-normal science. *Futures*, 2017. (91):12-24.

　　② 薛澜，赵静. 走向敏捷治理：新兴产业发展与监管模式探究. 中国行政管理，2019，(8):28-34.

　　③ Webster A, Gardner J. Aligning technology and institutional readiness: The adoption of innovation. *Technology Analysis & Strategic Management*, 2019, 31(10): 1229-1241.

　　④ Gardner J, Webster A, Barry J. Anticipating the clinical adoption of regenerative medicine: Building institutional readiness in the UK. *Regenerative Medicine*, 2018, 13 (1):29-39.

　　⑤ Stephens N, Morrison M, Martin P, et al. Spatiotemporal readiness is key to preparing regenerative medicine for the clinic. *Regenerative Medicine*, 2021, 16(3):229-235.

　　⑥ McKelvey M, Saemundsson R. Developing innovation governance readiness in regenerative medicine: Lessons learned from the Macchiarini crisis. *Regenerative Medicine*, 2021, 16(3):283-294.

程包含三种不同类型的活动——医学研究、临床实践和技术开发。在这些活动中，每个利益相关者可能都有不同的动机和目标，有的可能是相互冲突的。比如公共部门需要新知识，用这些知识去改善社会，而私营部门主要生产和利用知识，通过创新来营利。实验（experimentation）是医学研究、临床实践和技术发展的一个组成部分，也就是说，实验是三种活动的重叠部分和交叉点。实验可被概念化为"寻找新知识或解决方案，或者作为对知识主张或解决方案效力的系统支持"[①]，创新治理准备可被定义为"在医学研究、临床实践和技术开发之间的交叉点，动态地刺激和规范实验的能力，以确保私人、公共和公民社会行动者的持续集体行动"[②]。充分的、较强的创新治理准备，有助于更快地生产新知识，解决问题，而不充分的、较弱的创新治理准备则会阻碍医学创新。

基于对国内外干细胞临床转化政策的考察，以及对国内干细胞临床转化的案例研究，本书提出，在干细胞创新治理中，本质的问题是对处于医学研究、临床实践和技术开发三者交叉点的实验的风险治理。干细胞的风险已成为争议的对象，干细胞风险治理应该是不同行动者互动、协商和反思的结果。现实的状况是，国内外不同私人、公共和公民社会行动者对干细胞实验的风险认识存在差异和冲突。各个利益相关者在定义和评估风险，权衡风险—收益比时都有各自的考量。因此，全球干细胞治理出现多样化的地形图，其中一个大板块是非常清晰的，即基于正统的循证医学证据（经过严格的三期临床试验）指导的干细胞新药审批制度，美国、欧盟、中国等都采用了这种政策。另一个逐渐清晰的板块是快速、灵活的审批路径。迫于

---

① McKelvey M, Saemundsson R. Developing innovation governance readiness in regenerative medicine: Lessons learned from the Macchiarini crisis. *Regenerative Medicine*, 2021, 16(3):283-294.

② McKelvey M, Saemundsson R. Developing innovation governance readiness in regenerative medicine: Lessons learned from the Macchiarini crisis. *Regenerative Medicine*, 2021, 16(3):283-294.

在正统的新药审批制度下,干细胞产品很难在短期内满足少数无药可救、生命垂危患者的需求,美国、欧盟、中国等都尝试通过突破性治疗、附条件批准等方法应对急需问题。在两大板块的灰色地带,有的干细胞公司和诊所为患者提供实验性干细胞治疗,为愿意买单的消费者提供美容和延年益寿的干细胞产品。

针对干细胞的特性,一些国家和地区的干细胞产品审批政策根据风险进行分级分类管理,比如美国将人细胞、组织或基于细胞、组织的产品分为 PHS 351 产品(低风险产品)与 PHS 361 产品(高风险产品)两大类进行管理。日本的细胞和基因治疗产品根据风险等级进行申报:未在人体使用过的,比如诱导多能干细胞、胚胎干细胞、异体细胞等属于高风险(一级)产品;已经在人体使用过的,如自体间充质干细胞等属于中风险(二级)产品;自体细胞肿瘤免疫治疗等属于低风险(三级)产品(具体参见第三章)。目前国际上趋于认同并采用基于风险的干细胞产品审批制度和治理模式。

需要指出的是,各国各地区,以及不同的利益相关者对于干细胞产品的风险容忍尺度是不一样的,更准确地说,在权衡风险—收益比时,有的利益相关者为了获得更多的收益,愿意去冒险。比如,有的国家和地区为了更快地推动干细胞产品上市,在全球干细胞领域获得领先地位,或为了更快地满足患者所需,愿意冒更大的风险;患者无路可走时也会尝试未经证实的干细胞治疗。随着资本和科学的联结,资本增值逻辑和资本"实用主义"逻辑会引发科学伦理危机。[①] 这就是为什么全球未经证实的干细胞治疗、美国的《21 世纪治愈法案》和《尝试权法案》、日本的附条件批准等存在争议。

在过去十多年,在我国发生的干细胞治疗乱象、魏则西事件和贺建奎基因编辑婴儿事件,导致中国在国际上缺乏科技伦理与治理的

---

① 桑明旭. 资本逻辑与科学伦理危机——后学院科学时代的伦理反思. 自然辩证法研究,2015, 31(6):54-58.

179

话语权。未来 5—15 年,我国生物技术从跟跑到并跑、领跑,必然要直面日益尖锐的价值冲突和伦理争论,也需要树立负责任的国际形象。十九届五中全会提出要"健全科技伦理体系","完善国家科技治理体系"。大部分战略性新兴生物技术都具有后常规科学技术的特点:充满技术风险和伦理争论,具有高度的复杂性、不确定性和决策紧迫性,同时又缺乏明确、有效的治理路径。如何应对战略性新兴生物技术的伦理与治理问题对于人类未来发展具有深远的意义。

干细胞治理的案例研究可以为其他新兴生物医学的治理提供参考。最近几年,中国开始重视科技伦理治理,比如,成立国家科技伦理委员会,印发《关于加强科技伦理治理的意见》,其中提出科技伦理治理的要求包括:伦理先行、依法依规、敏捷治理、立足国情、开放合作。[①] 这些举措如何有效落实和实施还需要多个行动者共同参与和合作,但至少我国已经迈出了重要一步,有望实现更好的新兴生物医学治理。

---

① 中共中央办公厅,国务院办公厅. 关于加强科技伦理治理的意见. (2022-03-21) [2022-03-22]. http://politics. people. cn/n1/2022/0321/c1001-32379311. html.

参考文献

Bauer G, Elsallab M, Abou-El-Enein M. Concise review: A comprehensive analysis of reported adverse events in patients receiving unproven stem cell-based interventions. *Stem Cells Translational Medicine*, 2018, 7(9): 676-685.

Beck U. *Risk Society: Towards a New Modernity*. London: Sage, 1992.

Berger, I, Ahmad A, Bansal A, et al. Global distribution of businesses marketing stem cell-based interventions. *Cell Stem Cell*, 2016(19):158-162.

Bijker W E, Hughes T P, Pinch T. *The Social Construction of Technological Systems: New Directions in the Sociology and History of Technology*. Cambridge, MA: MIT Press, 2012.

Birch K. Rethinking value in the bio-economy finance, assetization, and the management of value. *Science, Technology, & Human Values*, 2017, 42(3):460-490.

Birch K, Tyfeld D. Theorizing the bioeconomy: Biovalue,

biocapital, bioeconomics or... what? *Science, Technology, & Human Values*, 2013, 38(3):299-327.

Borup M, Brown N, Konrad K, et al. The sociology of expectations in science and technology. *Technology Analysis & Strategic Management*, 2006, 18(3-4):285-298.

Braun V, Clarke V. Using thematic analysis in psychology. *Qualitative Research in Psychology*, 2006, 3(2):77-101.

Brown N. Hope against hype: Accountability in biopasts, presents and futures. *Science Studies*, 2003, 16(2): 3-21.

Brown N, Michael M. An analysis of changing expectations: Or retrospecting prospects and prospecting retrospects. *Technology Analysis & Strategic Management*, 2003, 15(1):3-18.

Butler D. Translation research: Crossing the valley of death. *Nature*, 2008, 453(7197):840-842.

Burningham S, Ollenberger A, Caulfield T. Commercialization and stemcell research: A review of emerging issues. *Stem Cells and Development*, 2013, 22(Suppl 1):80-84.

Callon M. The Sociology of an Actor-network: The Case of the Electric Vehicle//Callon M, Law J, Rip A. *Mapping the Dynamics of Science and Technology*. London: Macmillan Press,1986:19-34.

Caplan A I, Mason C, Reeve B. The 3Rs of cell therapy. *Stem Cells Translational Medicine*, 2017, 6(1):17-21.

Carayannis E G, Campbell D F J. *Mode 3 Knowledge Production in Quadruple Helix Innovation Systems: 21st-Century Democracy, Innovation, and Entrepreneurship for Development*. New York: Springer, 2012.

Chapman A. *The Ethical Challenges of the Stem Cell Revolution.*

Cambridge: Cambridge Scholars Publishing, 2020.

Chen H. Cord blood banking in China: Public and private tensions. *East Asian Science, Technology and Society: An International Journal*, 2011, 5(3):329-339.

Chen H. Stem cell governance in China: From bench to bedside? *New Genetics and Society*, 2009, 28(3):267-282.

Devolder K. *The Ethics of Embryonic Stem Cell Research*. Oxford: Oxford University Press, 2015.

Duggal S, Faulkner A. Promissory and protective imaginaries of regenerative medicine: Expectations work and scenario maintenance of disease research charities in the United Kingdom. *Public Understanding of Science*, 2020, 29(4):392-407.

Erikainen S, Couturier A, Chan S. Marketing experimental stem cell therapies in the UK: Biomedical lifestyle products and the promise of regenerative medicine in the digital era. *Science as Culture*, 2020, 29(2):219-244.

Gardner J, Webster A. Accelerating innovation in the creation of biovalue: The Cell and Gene Therapy Catapult. *Science, Technology, & Human Values*, 2017, 42(5):925-946.

Gardner J, Webster A. The social management of biomedical novelty: Facilitating translation in regenerative medicine. *Social Science & Medicine*, 2016(156):90-97.

Gibbons M, Limoges C, Nowotny H, et al. *The New Production of Knowledge: The Dynamics of Science and Research in Contemporary Societies*. London: Sage, 1994.

Hackett E J, Amsterdamska O, Lynch M, at al. *The Handbook of Science and Technology Studies*. 3rd ed. Cambridge, MA: MIT Press, 2008.

Hughes T P. The electrification of America: The system builders. *Technology and Culture*, 1979, 20(1):124-161.

Hurlbut B J. *Experiments in Democracy: Human Embryo Research and the Politics of Bioethics*. New York: Columbia University Press, 2017.

Hurlbut B J, Hyun I, Levine A D, et al. Revisiting the Warnock rule. *Nature Biotechnology*, 2017, 35(12):1029-1042.

Hyun I, Wilkerson A, Johnston J. Embryo policy: Revisit the 14-day rule. *Nature*, 2016, 533(7602):169-171.

Jasanoff S. *States of Knowledge: The Co-Production of Science and Social Order*. London: Routledge, 2004.

Jasanoff S, Kim S H. Containing the atom: Sociotechnical imaginaries and nuclear power in the United States and South Korea. *Minerva*, 2009, 47(2):119-146.

Jasanoff S, Kim S H. *Dreamscapes of Modernity: Sociotechnical Imaginaries and the Fabrication of Power*. Chicago, IL: University of Chicago Press, 2015.

Kabat M, Bobkov I, Kumar S, et al. Trends in mesenchymal stem cell clinical trials 2004—2018: Is efficacy optimal in a narrow dose range? *Stem Cells Translational Medicine*, 2020, 9(1):17-27.

Kastenhofer K. Risk assessment of emerging technologies and post-normal science. *Science, Technology, & Human Values*, 2011, 36(3):307-333.

Kim J Y, Nam Y, Rin Y A, et al. Review of the current trends in clinical trials involving induced pluripotent stem cells. *Stem Cell Reviews and Reports*, 2022, 18(1):142-154.

Knoepfler P S. Mapping and driving the stem cell ecosystem.

Regenerative Medicine, 2018, 13(7):845-858.

Knoepfler P S. Rapid change of a cohort of 570 unproven stem cell clinics in the USA over 3 years. *Regenerative Medicine*, 2019, 14(8):735-740.

Konig N, Borsen T, Emmeche C. The ethos of post-normal science. *Futures*, 2017(91):12-24.

Latour B, Woolgar S. *Laboratory Life: The Social Construction of Scientific Facts*. Beverly Hills, CA: Sage, 1979.

Latour B. *Science in Action: How to Follow Scientists and Engineers through Society*. Cambridge, MA: Harvard University Press, 1987.

Latour B. *We Have Never Been Modern*. Cambridge, MA: Harvard University Press 1993.

Latour B. *Pandora's Hope: Essays on the Reality of Science Studies*. Cambridge, MA: Harvard University Press, 1999.

Law J. *Organizing Modernity*. Oxford: Blackwell. 1994.

Lau D, Ogbogu U, Taylor B, et al. Stem cell clinics online: The direct-to-consumer portrayal of stem cell medicine. *Cell Stem Cell*, 2008, 3(6):591-594.

Lenfant C. Clinical research to clinical practice-lost in translation? *The New England Journal of Medicine*, 2003, 349(9): 868-874.

Lindvall O, Hyun I. Medical innovation versus stem cell tourism. *Science*, 2009, 324(5935):1664-1665.

Lysaght T, Lipworth W, Hendl T, et al. The deadly business of an unregulated global stem cell industry. *Journal of Medical Ethics*, 2017, 43(11):744-746.

MacReady N. The murky ethics of stem-cell tourism. *The Lancet Oncology*, 2009, 10(4): 317-318.

Martin P, Brown N, Turner A. Capitalizing hope: The commercial development of umbilical cord blood stem cell banking. *New Genetics and Society*, 2008, 27(2):127-143.

Mason C. Regenerative Medicine 2.0. *Regenerative Medicine*, 2007, 2(1):11-18.

Mastrolia I, Foppiani E M, Murgia A, et al. Challenges in clinical development of mesenchymal stromal/stem cells: Concise review. *Stem Cells Translational Medicine*, 2019, 8 (11): 1135-1148.

Matthews K, Morali D. National human embryo and embryoid research policies: A survey of 22 top research-intensive countries. *Regenerative Medicine*, 2020, 15(7):1905-1917.

McKelvey M, Saemundsson R. Developing innovation governance readiness in regenerative medicine: Lessons learned from the Macchiarini crisis. *Regenerative Medicine*, 2021, 16 (3): 283-294.

Mol A, Law J. Regions, networks and fluids: Anaemia and social topology. *Social Studies of Science*, 1994, 24(4):641-671.

Mulkay M. *The Embryo Research Debate: Science and the Politics of Reproduction*. Cambridge: Cambridge University Press, 1997.

Murdocha C E, Scott C T. Stem cell tourism and the power of hope. *American Journal of Bioethics*, 2010, 10(5): 16-23.

Nagai S. Flexible and expedited regulatory review processes for innovative medicines and regenerative medical products in the US, the EU, and Japan. *International Journal of Molecular Sciences*, 2019, 20(15):3801.

Novas C. The political economy of hope: Patients' organizations, science and biovalue. *Biosocieties*, 2006, 1(3):289-305.

Novas C, Rose N. Genetic risk and the birth of the somatic individual. *Economy and Society*, 2000, 29(4):485-513.

Ozdemir V, William-Jones B, Cooper D M, et al. Mapping translational research in personalized therapeutics: From molecular markers to health policy. *Pharmacogenomics*, 2007, 8(2):177-185.

Pavone V, Goven J. The bioeconomy as political project: A Polanyian analysis. *Science, Technology, & Human Values*, 2015, 40(3):302-337.

Pavone V, Goven J. *Bioeconomies: Life, Technology, and Capital in the 21st Century*. England: Palgrave Macmillan, 2017.

Rajan K S. *Biocapital: The Constitution of Postgenomic Life*. Durham, NC: Duke University Press, 2006.

Ravetz J R. What is post-normal science. *Futures*, 1999, 31(7): 647-653.

Rose N. *The Politics of Life Itself: Biomedicine, Power and Subjectivity in the 21st Century*. Princeton, NJ: Princeton University Press, 2007.

Rosemann A, Vasen F, Bortz G. Global diversification in medicine regulation: Insights from regenerative stem cell medicine. *Science as Culture*, 2019, 28(2):223-249.

Ryan K A, Sanolers A N, Wang D D, et al. Tracking the rise of stem cell tourism. *Regenerative Medicine*, 2010(5):27-33.

Sabroe I, Dockrell D, Vogel S N, et al. Identifying and hurdling obstacles to translational research. *Nature Reviews Immunology*, 2007(7):77-82.

Salter B, Faulkner A. State strategies of governance in biomedical innovation: Aligning conceptual approaches for understanding

"Rising Powers" in the global context. *Globalization and Health*, 2011, 7(1):3.

Salter B, Zhou Y, Datta S. Hegemony in the marketplace of biomedical innovation: Consumer demand and stem cell science. *Social Science & Medicine*, 2015, 131:156-163.

Sleeboom-Faulkner M, Chen H, Rosemann A. Regulatory capacity building and the governance of clinical stem cell research in China. *Science and Public Policy*, 2018, 45(3):416-427.

Sørensen E, Torfing J. *Theories of Democratic Network Governance*. New York: Palgrave Macmillan, 2007.

Taylor-Weiner H, Zivin J G. Medicine's Wild West: Unlicensed stem-cell clinics in the United States. *The New England Journal of Medicine*, 2015, 373(11):985-987.

Thompson K, Foster E P. The Cell Therapy Catapult: Growing a U.K. cell therapy industry generating health and wealth. *Stem Cells and Development*, 2013, 22(S1):35-39.

Timmermans S, Berg M. The practice of medical technology. *Sociology of Health & Illness*, 2003, 25(3):97-114.

Trounson A, McDonald C. Stem cell therapies in clinical trials: Progress and challenges. *Cell Stem Cell*, 2015, 17(1):11-22.

Waldby C. Stem cells, tissue cultures and the production of biovalue. *Health: An Interdisciplinary Journal for the Social Study of Health, Illness and Medicine*, 2002, 6(3):305-323.

Waldby C, Mitchell R. *Tissue Economies: Blood, Organs and Cell Lines in Late Capitalism*. Durham, NC: Duke University Press, 2006.

Webster A, Gardner J. Aligning technology and institutional readiness: The adoption of innovation. *Technology Analysis &*

Strategic Management，2019，31(10)：1229-1241.

Yuan W，Sipp D，Wang Z Z，et al. Stem cell science on the rise in China. *Cell Stem Cell*，2012(10)：12-15.

Zhang J Y. *The Cosmopolitanization of Science：Stem Cell Governance in China*. Basingstoke：Palgrave Macmillan，2012.

Zhang J Y，Datta Burton S. *The Elephant and the Dragon in Contemporary Life Sciences：A Call for Decolonising Global Governance*. Manchester：Manchester University Press，2022.

陈海丹. 干细胞临床研究政策回顾和展望. 自然辩证法通讯，2018，40(3)：81-86.

陈海丹. 伦理争论与科技治理：以英国胚胎和干细胞研究为例. 自然辩证法通讯，2019，41(12)：40-46.

孔繁圃. 开拓细胞和基因治疗产品监管新思路：细胞和基因治疗产品技术评价与监管体系研究现状. 中国医药报，2020-06-22(1).

李正风. 科学知识生产的动力——对默顿科学奖励理论的批判性考察. 哲学研究，2007(12)：90-95.

默顿. 科学社会学. 鲁旭东，林聚任，译. 北京：商务印书馆，2003.

邱仁宗. 从中国"干细胞治疗"热论干细胞临床转化中的伦理和管理问题. 科学与社会，2013，3(1)：8-25.

桑明旭. 资本逻辑与科学伦理危机——后学院科学时代的伦理反思，2015，31(6)：54-58.

盛晓明. 后学院科学及其规范性问题. 自然辩证法通讯，2014，36(4)：1-6.

汤红明，赵庆辉，何斌，等. 关于推进干细胞产业化的思考——以医疗机构和企业为视角. 中华医学科研管理杂志. 2021，33(1)：46-50.

汤红明，刘中民. 关于推进干细胞临床研究的思考. 中华医学科研管理杂志，2020，33(1)：79-80.

薛澜，赵静．走向敏捷治理：新兴产业发展与监管模式探究．中国行政管理，2019(8)：28-34.

虞淦军，吴艳峰，汪珂，等．国际细胞和基因治疗制品监管比较及对我国的启示．中国食品药品监管，2019，8(187)：4-19.

张磊．干细胞创新如何跨越"死亡之谷"．中国医药生物技术，2015，10(5)：385-391.

周雪光．权威体制与有效治理：当代中国国家治理的制度逻辑．开放时代，2011(10)：67-85.

周雪光．运动型治理机制：中国国家治理的制度逻辑再思考．开放时代，2012(9)：105-125.

致　谢

　　本书是在我的博士学位论文基础上的进一步研究和拓展，博士学位论文中保留的内容不到四分之一。我本来计划在博士后阶段修改博士学位论文后出版，然而一拖就是十多年。主要还是因为自己是完美主义者和理想主义者，一方面觉得自己的研究做的还不够好，另一方面在等待国内干细胞临床转化政策明确，干细胞产品上市。直到最近两年，我才说服自己完成出版。虽然这本专著离我的理想还有些距离，但它至少可以呈现我现阶段的研究发现和学术状态，这对于自己，还是同行可能会有帮助。

　　从2006年秋开始读博，开展干细胞临床转化的治理问题研究，到2022年初完稿的整个过程，我遇到了无数人，访问了不少科研机构，需要感谢的人和机构有很多。感谢我的导师，浙江大学盛晓明教授，引导我走上学术之路，选择自己感兴趣的研究方向。本书的出版得益于他的敦促。盛老师也是我的人生导师，我人生中的重要决定，都会听取他的意见。他的善良、宽容、大气、睿智潜移默化地影响着我。在浙大的七年是我人生中最美好的时光之一，盛门的兄弟姐妹、人文学院爬山队的队友，还有浙大的同学们互相支持，大家不仅完成了学业,也历练了自己。我在爬山过程中领悟到,无论多难,只要一步一个脚印,坚持走下去,总能到达目的地。爬山精神也适用于人生中的其他场景,比如学术研究。

感谢英国爱丁堡大学科学技术与创新研究所(Institute for the Study of Science Technology and Innovation,ISSTI)的 Robin Williams(罗宾·威廉斯)教授和沈小白教授。他们的邀请信使我有机会在博士第一年访问爱丁堡大学,进入一个学习和科研的全新世界,选择干细胞作为自己的研究对象,从此对科研产生浓厚的兴趣。这使我后来有机会参与两个欧盟项目:生物学和生物医学研究的伦理治理——中欧合作(BIONET,2006—2009)和欧洲的再生医学:全球背景下的新兴需求和挑战(REMEDiE,2008—2011)。

BIONET 为我们这些初级研究员(junior research fellow)提供的访问经费使我有机会到英国约克大学科学技术学中心(Science and Technology Studies Unit,SATSU)和奥地利维也纳大学生命科学治理研究平台(Life-Science-Governance Research Platform)进行短期访学。感谢维也纳大学 Herbert Gottweis(赫伯特·戈特魏斯)教授(已故)指导我的学术研究。在他的鼓励和帮助下,我发表了第一篇英文学术论文,后来也参与了他的其他科研项目,进一步拓宽了自己的学术视野。本书的第七章是与他合作的一个成果,很遗憾未能征求他的同意,但我相信他看到他的研究被翻译成中文会很高兴。

感谢 Gregory Clancey(格雷戈里·克兰西)教授,当时新加坡国立大学亚洲研究所科技与社会集群(Science Technology and Society Cluster)和香灰梨木学院(Tembusu College)的领导,给予我在新加坡国立大学从事科研和教学工作的机会,为我提供优越的工作和生活条件。感谢 David Magnus(大卫·马格努斯)和 Sandra Soo-Jin Lee(桑德拉·秀珍·李)两位教授在我访问斯坦福大学生物医学伦理学中心(Center for Biomedical Ethics)期间给予的各种支持和帮助。感谢我在瑞士 Brocher Foundation 访学期间遇到的工作人员和学术同行。很多国外的合作者和同事都使我深刻体会到"山外有山，人外有人"，自己需要更加努力，缩短与他们的差距。

我想感谢参与我研究的所有访谈对象，以及在我的研究过程中提供过帮助的人。我记忆深刻的是，2008 年，中国医学科学院血液病医院（中国医学科学院血液学研究所）的程涛教授听到我的研究课题介绍后，主动邀请我到血研所调研，尽可能为我提供支持。2018 年我再访血研所时，他一如既往地给予支持。他觉得干细胞研究的社会、伦理、政策问题研究很重要。如果有更多国内的科学家、领导者意识到这个问题，这个研究领域可能会变得更好。

本研究获得的资助还包括：浙江省哲学社会科学规划后期资助项目"干细胞转化医学的治理问题研究"、国家社科基金重大项目"深入推进科技体制改革与完善国家科技治理体系研究"（21ZDA017）。我从新加坡回国后，先在中国农业大学人文与发展学院工作，之后调入北京大学医学人文学院。这两个单位都为我提供了"中央高校基本科研业务费"资助。

最后，我想特别感谢我的家人。他们为我提供了温暖的港湾，是我坚强的后盾。我的先生王巍和我分享他的出书经历，一次次地告诉我，尽快完成手头的书稿，尽自己的能力即可。我最终被他说服，才有了这本书。本书献给我的先生王巍和我的女儿王之境。

陈海丹

2022 年 3 月 3 日